中西医结合
营养治疗全程管理

主编　蔡　明　辇伟奇

中国科学技术出版社
·北京·

图书在版编目（CIP）数据

中西医结合营养治疗全程管理 / 蔡明，辇伟奇主编 . 北京：中国科学技术出版社，2025.5. -- ISBN 978-7-5236-1313-9

Ⅰ . R459.3

中国国家版本馆 CIP 数据核字第 2025C16Z62 号

策划编辑	延　锦　陈　雪	
责任编辑	延　锦	
文字编辑	王　聪	
装帧设计	佳木水轩	
责任印制	徐　飞	

出　　版	中国科学技术出版社	
发　　行	中国科学技术出版社有限公司	
地　　址	北京市海淀区中关村南大街 16 号	
邮　　编	100081	
发行电话	010-62173865	
传　　真	010-62179148	
网　　址	http://www.cspbooks.com.cn	

开　　本	889mm × 1194mm　1/32	
字　　数	208 千字	
印　　张	8.75	
版　　次	2025 年 5 月第 1 版	
印　　次	2025 年 5 月第 1 次印刷	
印　　刷	北京博海升彩色印刷有限公司	
书　　号	ISBN 978-7-5236-1313-9/R · 3469	
定　　价	48.00 元	

编著者名单

名誉主编 张　玉　谢　恬　陶凯雄

主　　审 王国斌　李　力

主　　编 蔡　明　辇伟奇

副主编 饶本强　熊　振　邱　敏　唐万燕

编　　者（以姓氏汉语拼音为序）

蔡开琳　华中科技大学同济医学院附属协和医院

蔡　明　华中科技大学同济医学院附属协和医院

陈景波　山东第一医科大学第一附属医院

陈小兵　河南省肿瘤医院

邓　鑫　重庆市中医院

董昌盛　上海中医药大学附属龙华医院

高允海　辽宁中医药大学附属医院

韩加刚　首都医科大学附属北京朝阳医院

韩　健　陆军军医大学陆军特色医学中心

韩金昕　华中科技大学同济医学院附属协和医院

何　朗　成都中医药大学附属第五人民医院

黄畅晓　陆军军医大学陆军特色医学中心

柯　彬　天津市肿瘤医院

李　封　重庆市中医院

李嘉良　华中科技大学同济医学院附属协和医院

李　力　陆军军医大学陆军特色医学中心

李素云　华中科技大学同济医学院附属协和医院

李文庆　北京大学肿瘤医院

励　超　华中科技大学同济医学院附属协和医院

梁　晓　上海交通大学医学院附属仁济医院

林国乐　北京协和医院

刘　健　江苏省中医院

刘　莉　重庆医科大学

刘　阳　华中科技大学同济医学院附属协和医院

刘　影　重庆市中医院

刘寨东　山东中医药大学附属医院

陆　录　复旦大学附属华山医院

辇伟奇　重庆市中医院

邱　敏　重庆市中医院

冉传生　重庆三峡医药高等专科学校附属人民医院

饶本强　首都医科大学附属北京世纪坛医院

舒晓刚　华中科技大学同济医学院附属协和医院

宋　娜　重庆市中医院

宋　扬　重庆市中医院

陶凯雄　华中科技大学同济医学院附属协和医院

唐万燕　重庆市中医院

王波涛　重庆市中医院

王贵玉　哈尔滨医科大学附属第二医院

王国斌　华中科技大学同济医学院附属协和医院

王国方　江苏省丹阳市中医院

王　磊　中国人民解放军总医院第四医学中心

王　征　华中科技大学同济医学院附属协和医院

吴秀凤　福建省肿瘤医院

武书兴　陆军军医大学

肖　莉　厦门大学附属中山医院

谢　利　四川省第二中医医院

谢　恬　杭州师范大学

熊丹莉　华中科技大学同济医学院附属协和医院

熊　燕　重庆市中医院

熊　振　华中科技大学同济医学院附属协和医院

徐晨枫　华中科技大学同济医学院附属协和医院

徐佳强　华中科技大学同济医学院附属协和医院

杨建军　空军军医大学西京医院

杨　琳　长沙市中医医院

姚宏伟　首都医科大学附属北京友谊医院

于世杰　首都医科大学附属北京世纪坛医院

余　江　南方医科大学南方医院

余　蕾　重庆市中医院

袁　睿　重庆市中医院

张海伟　重庆大学附属肿瘤医院

张　琼　重庆市中医院

张　希　长沙市中医医院

张　玉　华中科技大学同济医学院附属协和医院

赵西位　重庆市中医院

赵　征　陕西省肿瘤医院

郑卫琴　重庆市中医院

郑晓丹　华中科技大学同济医学院附属协和医院

周　琪　重庆市中医院

内容提要

　　本书将中国传统医学与现代西医理论交叉融合，从中医和西医的不同视角深入阐述了营养不良的评估、诊断、治疗及预防的理论基础和临床应用。全书共 10 章，内容包括营养不良的相关概念、诊断标准、营养治疗的通路及途径、不同系统疾病的中西医结合营养治疗方法、不同分期肿瘤患者的中西医结合营养治疗方法、肿瘤患者围术期的中西医结合营养治疗、肿瘤治疗过程中不良反应的中西医结合营养治疗方法、中西医结合营养治疗的护理要点、中西医结合营养治疗的误区，以及中西医结合营养治疗 MDT 团队的建设。本书视角新颖，内容翔实，可为医护人员，患者及家属提供有益参考。

主编简介

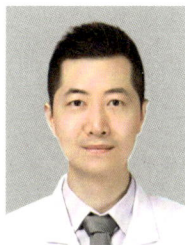

蔡　明

华中科技大学同济医学院附属协和医院胃肠外科主任医师，硕士研究生导师，美国得克萨斯大学博士后。中国医师协会外科医师分会微创外科医师委员会青年委员，中国医师协会肛肠医师分会青年工作组委员，中国抗癌协会遗传性肿瘤标志物协作组委员，中国抗癌协会中西医整合肿瘤专业委员会委员，中国研究型医院学会微创外科学专业委员会委员，中国 NOSES 联盟湖北分会理事，中国吴阶平医学基金委员会营养学部青年委员，海峡两岸医药卫生交流协会肿瘤学分会委员，湖北省医师协会营养医师专业委员会委员，湖北省微循环学会功能性胃肠外科专业委员会委员，湖北省医学生物免疫学会淋巴瘤多学科诊疗专业委员会委员。

长期从事胃肠外科良恶性疾病的诊治和研究，尤其在胃癌、结直肠癌、胃肠间质瘤、肠梗阻、消化道出血、营养不良等疾病的诊断和治疗方面，积累了丰富的临床经验。近年来，主持国家自然科学基金及省部级科研项目 5 项，以第一作者及通讯作者身份在国内外权威期刊上发表中英文论著 40 余篇。参编并执笔全国专家共识和指南 10 篇，包括《肿瘤相关性胃损伤及保护中国专家整合医学共识（2024 版）》《基于分子指导的原发灶不明肿瘤临床诊治实践的中国专家共识（2023 版）》《中国放射性肠道损伤中西医诊治专家共识（2023 版）》《中国肿瘤整合诊治技术指南（CACA）液体活检（2023 版）》《中国肿瘤整合诊治技术指南（CACA）遗传咨询（2023 版）》《低位直肠癌适形保肛手术操作标准（2023 版）》《ctDNA 高通量测序临床实践专家共识（2022 版）》《中低位直肠癌手术预防性肠造口中国专家共识（2022 版）》《晚期肿瘤患者非治疗性恶心呕吐中西医治疗专家共识（2022 版）》《肿瘤突变负荷检测及临床应用中国专家共识（2020 版）》，其中担任执笔专家 3 篇、担任编写组长 2 篇。

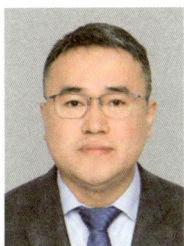

辇伟奇

主任医师，重庆市中医院肿瘤科主任。重庆市医学领军人才，重庆市学术技术带头人，重庆市中青年医学高端人才，重庆市中医名科（中医肿瘤学）、重庆市公共卫生重点专科（中医肿瘤防治）负责人。重庆市医学会精准医疗与分子诊断专业委员会主任委员，重庆市抗癌协会肿瘤标志物专业委员会主任委员，中国抗癌协会中西医整合控瘤新药研究专业委员会副主任委员，世界中联肿瘤经方治疗研究专业委员会副主任委员。

师从国医大师王晞星教授和重庆市名中医杨国汉教授，擅长精准治疗疑难肿瘤，致力于倡导并实践肿瘤整合诊断模式。坚持晚期肿瘤中西医整合全程管理，尤其注重晚期肿瘤患者的个体化营养治疗。作为牵头专家，制订《晚期肿瘤患者非治疗性恶心呕吐中西医治疗专家共识》《ctDNA 高通量测序临床实践专家共识（2022 版）》《同源重组修复缺陷临床检测与应用专家共识（2021 版）》《肿瘤突变负荷检测及临床应用中国专家共识（2020 版）》等 8 项全国性专家共识。作为液体活检、内分泌保护、遗传咨询等部分的副主编，参与了中国抗癌协会组织编写的《中国肿瘤整合诊治技术指南（CACA）》。获得授权国家发明专利4项并成功转化，另有实用新型专利2项、外观专利1项，软件著作权2项。

序 一

　　医学营养作为临床医学的基础学科，在疾病治疗领域占据着不可或缺的关键地位，如今已发展成为一线治疗手段。自2004年中华医学会肠外肠内营养学分会正式成立以来，历经20余年的风风雨雨，医学营养已从最初的单一疾病支持治疗，逐步迈向以预防、筛查、诊断、治疗、康复及人文关怀为主的全方位、多系统整合医学营养学模式。

　　营养治疗方面的著作众多，但大多是围绕西医营养不良的评估、诊断、治疗编写，涉及中医营养治疗的内容很少。《中西医结合营养治疗全程管理》首次将中国传统医学与现代西医理论交叉融合，从中医和西医的不同视角深入阐述营养不良预防、筛查、诊断、治疗、康复的理论基础和临床应用。全书共10章，内容包括营养不良的相关概念、诊断标准、营养治疗的通路及途径、不同系统疾病的中西医结合营养治疗方法、不同分期肿瘤患者的中西医结合营养治疗方法、肿瘤患者围术期的中西医结合营养治疗、肿瘤治疗过程中不良反应的中西医结合营养治疗方法、中西医结合营养治疗的护理要点、中西医结合营养治疗的误区，以及中西医结合营养治疗MDT团队的建设。《中西医结合营养治疗全程管理》融合中医和西医两大医学体系，涵盖不同系统的疾病，兼顾临床诊疗工作和护理工作，同时对营养治疗误区等多方面内容展开了深入探讨。其视角新颖独特，内容丰富翔实，具有较高的社会价值。

党的十八届五中全会明确提出《"健康中国 2030"规划纲要》，强调健康是促进人的全面发展的必然要求，是经济社会发展的基础条件。实现国民健康长寿，是国家富强、民族振兴的重要标志，也是全国各族人民的共同愿望。在此背景下，《中西医结合营养治疗全程管理》的出版恰逢其时，相信它一定能够有力地推动中西医结合医学营养事业的进一步发展，为我国中西医结合营养治疗的普及与规范发展做出不可磨灭的贡献。

中华医学会肠外肠内营养学分会主任委员

序　二

　　"精准营养"（precision nutrition）的概念源于"精准医学"的理念，着重强调依据个体的遗传信息、生理特征、生活方式和环境因素，量身定制营养治疗方案和饮食计划。这一核心理念与中医养生学的本质要求高度契合，即基于不同个体对食物和营养素在需求和反应上的差异，因时、因人、因地制宜，合理搭配膳食，实现全面营养，应用个性化营养解决方案来优化健康、预防疾病。我国中医营养学历史悠久，《黄帝内经》提出的"五谷为养、五果为助、五畜为益、五菜为充"就是我国中医营养学最早的雏形。《黄帝内经》还提到"法于阴阳，和于术数，食饮有节，起居有常，不妄作劳，故能形与神俱，而尽终其天年，度百岁乃去"。从古至今，追求长寿一直是国人的美好愿望。在中医理论的指导下，药食同源的思想在食疗和养生膳食保健中得到了广泛应用。截至 2024 年，已有 106 种物质被纳入按照传统既是食品又是中药材的物质目录。

　　随着生活水平的提高和人们健康意识的不断增强，传统"一刀切"式的营养治疗观念逐渐暴露出局限性，已无法满足现代人日益增长的个性化健康需求。在这样的时代背景下，《中西医结合营养治疗全程管理》应运而生。它将中医的整体观念与西医的科学方法相结合，借助药食同源的理论和精准医学理念，探索出一条全面的营养治疗新路径。书中不仅详细阐述了中西医结合营养治疗的概念和意义，还深入探讨了中医养生学在现代营养管理中的具体应用。改变行动始于改变观念，我们坚信"中西医结合营养治疗"的全程管理新模式，能够提升更多中国人的生命质量，为实现2035年建成教育强国、健康强国的奋斗目标贡献绵薄之力。

本书结构清晰、内容翔实，每一章都充满着对健康领域的深刻见解，以及对未来的美好期待。希望通过阅读本书，读者能够对营养治疗形成全新的认识，深刻理解中西医结合营养治疗在健康领域的重要价值和意义。让我们一起展望中西医结合营养治疗领域的未来，期待更多创新理念和科技手段为人类健康保驾护航。愿每一位读者都能从书中找到适合自己的健康之道，尽情享受生命的美好与活力。

南京中医药大学校长 程海波

前　言

　　中西医结合营养治疗是中医学与西医营养学的交叉融合、优势互补。中西医结合营养治疗采用中医学理论结合现代营养学，通过理论创新、实践融合，建立个体化、系统化的营养干预模式。其优势在于其注重个体差异和整体观念，强调"因人制宜""因时制宜"，即根据患者的年龄、性别、体质、疾病、证候类型、生活习惯等因素来制订个性化的治疗方案。在精准营养学的指导下给予肠内或肠外营养配方，结合辨体、辨证论治，适时适当给予中医食疗、针灸、推拿等适宜技术，具有综合性和全面性的优势，有助于疾病的预防和治疗。为了进一步普及推广中西医结合营养学基础理论和实践应用，我们编写了这部《中西医结合营养治疗全程管理》。

　　全书共10章。第1章阐述了中医营养治疗、西医营养治疗及中西医结合营养治疗的区别，同时探讨中西医结合营养治疗的优势及理论基础。第2章阐述了中医和西医如何评估诊断营养不良，包括风险筛查、营养不良分级、营养不良原因和危害等内容。第3章阐述了中西医结合营养治疗的具体方法和途径，包括肠内营养、肠外营养，以及其他中医中药治疗途径的适应证和优势。第4章阐述了呼吸系统、消化系统、泌尿系统、生殖系统、神经系统、内分泌系统疾病的中西医结合营养治疗方法。第5章阐述了肿瘤患者这一类特殊人群的中西医结合营养治疗，分别从早期、进展期和晚期三个阶段进行阐述。第 6 章则从术前、术中、术后及出院后四个方面，阐述了如何对肿瘤患者进行中西医结合营养治疗。第 7 章阐述了如何应用中西医结合的方法来治疗和缓解化疗、放疗、靶向治疗及免疫治疗过程中出现的不良反应。第 8 章则从中西医结合营养不良的评估、宣教、治疗、随访等多个方面阐述了中西医结合营养治疗中的护理内容。第 9 章阐述了中西医结合营养治疗中的错误观念，以期指导医护人员和营养不良患者及家属形成正确的观念。第 10 章阐述了如何跨医院、跨学科、跨领域开展中西医结合营养治疗 MDT 工作，指导并推广中西医结合营养治疗的发展。

本书的编者来自全国多家医院不同临床科室，具有丰富的临床工作经验和扎实的专业理论基础。他们结合西医及中医的特点，从不同专科角度深入分析营养不良的原因及诊治方案，确保本书的科学性和新颖性。由于中西医结合营养治疗发展迅速，书中所述均来自各位编者的实践经验，可能存在一些不足之处，恳请各位读者批评指正。希望本书能为医护人员、患者及其家属，以及关注营养健康的朋友提供有益的参考。

编者

目 录

第1章
中西医结合营养治疗概述

1. 什么是中医营养治疗？

中医营养治疗是指在中医基础理论的指导下，通过辨析诊疗对象的中医体质、气血、脏腑状况，针对性采用食疗、药膳、适宜技术调整饮食结构和生活方式，达到养生保健、预防及治疗疾病、延缓衰老等目的的治疗方法。中医营养治疗注重整体观念、阴阳平衡、药食同源等理念，治疗过程中遵循的重要原则是辨体质和辨证型。

基于阴阳、气血、津液的偏盛偏衰，以及虚实变化，人的体质分为平和体质及偏颇体质，偏颇体质包括气虚、阳虚、阴虚、痰湿、湿热、血瘀、气郁和特禀体质。体质辨识充分注重人的个体差异性，从而进行有差别的调理。对于偏颇体质，通过中医营养干预，促进内外环境协调稳定、阴阳平衡、脏腑调和，以达到体质的平和，实现调质拒邪、调质防病的效果。

辨证是根据望闻问切收集的资料，通过综合分析，辨清疾病的病因、性质、病位和发展趋势，概括、判断为某种性质的证。在疾病状态下，辨证是确定患者气血津液、脏腑功能偏颇状况的关键，也是针对性采用中医营养治疗方法的前提。据证因势利导，制订营养疗法，以提高疾病的整体治疗效果。

2. 什么是西医营养治疗？

西医营养治疗，即营养支持治疗，是指通过提供肠内或肠外营养以恢复营养状态的治疗方法。通常要求医生与注册营养师合作，对有营养不良风险的急性或慢性疾病患者完成全面的营养评估，选择并提供适当的营养支持治疗，从而提高患者的生活质量。具体目标是提供患者所需的底物，以满足其生物能量需求，并促进大分子的净合成，以维持瘦体重（编者注：指身体中除去脂肪组织以外的肌肉、骨骼和其他非脂肪组织的总重量）、器官功能和免疫力。

肠内营养为无法通过口服摄入并维持营养需求的人提供重要的宏量和微量营养素，最常用于吞咽功能受损的神经系统疾病，如脑卒中、肌萎缩侧索硬化和帕金森病（Parkinson's disease, PD）。由于机械通气和精神状态改变而无法吞咽，也是使用肠内营养的常见情况。肠内营养可以是短期或长期，通过胃或幽门后输送，预期的喂养时间和地点决定了喂养管的类型。除了标准肠内营养配方外，还有针对特定疾病的、基于肽的、混合的配方可供选择。肠外营养适用于无法获得或无法接受口服及肠内营养的患者，基本成分是碳水化合物、脂质、氨基酸、维生素、微量元素、电解质和水，由于其具有高渗性，要求通过中心静脉导管提供。

3. 什么是中西医结合营养治疗？

中西医结合营养治疗是中医与西医营养学的交叉融合、优势互补。通过理论创新、实践融合，建立的个体化、系统化营养干预模式。具体包括以下三个方面。

(1) 辨体、辨病、辨证相结合：通过辨病，可以明确疾病的病因、病理和病程，为治疗提供方向。通过辨证，可以确定疾病的发展阶段和当前证候，为治疗提供具体方法和用药原则。而体质因素贯穿于疾病的整个过程，决定发病与否，制约和影响疾病的发展与转归。治疗中以辨体论治为基础和根本，以"体质可调"和"体病相关"为理论依据，将辨体、辨病、辨证有机结合。

(2) 宏观与微观相结合：宏观上通过中医四诊，即望、闻、问、切来观察和判断患者气血、阴阳、脏腑功能的变化，微观上充分利用前沿技术研究病理、生理、解剖等方面的变化，更全面地了解患者的病情和营养状态。

(3) 中西医内治与外治相结合：根据营养筛查和评估，调整饮食结构，通过口服或静脉补充相应营养剂、特殊配方进行营养干预。同时在中医理论指导下通过利用中药、食物、自然之力的偏性，纠正人体脏腑阴阳气血的失衡。

4. 中西医结合营养治疗有哪些优势？

中西医结合营养治疗采用中医学理论结合现代营养学，综合制订治疗方案。其优势在于注重个体差异和整体观念，强调"因人制宜""因时制宜""因地制宜"，即根据患者的年龄、性别、体质、疾病、证候类型、生活习惯、环境等因素来制订个性化的治疗方案。在精准营养学指导下，结合辨体、辨证论治，给予肠内或肠外营养配方，适时适当地配合中医食疗、针灸、推拿等技术，具有综合性和全面性的优势，有助于疾病的预防和治疗。

5.中西医结合营养治疗的理论基础有哪些？

(1) 整体观：人体是一个有机整体，在结构上不可分割，构成整体的各部分之间互相联系、互相作用；在功能上相互协调、互为补充；在病理上相互影响。此外，人与自然和社会环境密不可分，自然和社会界的变化也影响着人体。

(2) 辨证论治：辨证论治是中医认识疾病和治疗疾病的基本原则。通过对疾病当前阶段的病因、病位、病性等本质进行判断，为治疗提供依据。

(3) 中医体质学说：体质是指人体生命在先天禀赋和后天获得的基础上所形成的形态结构、生理功能和心理状态方面，综合的、相对稳定的固有特质。中医体质学是以中医理论为指导，研究人类各种体质特征和体质类型的生理、病理特点，并以此分析疾病的反应状态、病变性质及发展趋向，从而指导疾病的预防、治疗，以及养生康复的一门学科。

(4) 现代精准营养学说：精准营养学专注于了解个体内部和个体之间的代谢变异性，并帮助定制饮食计划和干预措施，以保持最佳的个体健康。利用营养基因组（基因 - 营养相互作用）、表观遗传学、微生物组、蛋白质组、代谢组和环境因素等进行研究，制订个性化的营养治疗方案。

6.中西医结合营养治疗与现代医学有哪些关联？

现代医学表明，中西医结合治疗具有调节人体功能、抗炎、调节代谢和提高免疫力等作用，中西医结合营养治疗在临床实践中也获得了较好的疗效。随机对照研究发现，升阳益胃汤联合肠内营养乳剂能够有效改善脾虚湿滞型晚期胃癌的临床症状，提高营养状况，下调炎症指标，改善生活质量。脑卒中恢复期的患者实施中西医结合疗法被发现能够有效改善脑血管血液流变学指标，减少胃肠道并发症，提升患者的营养状况。中西医结合饮食护理也有助于改善老年骨质疏松性骨折患者的营养状态，降低术后并发症的发生率。总之，在营养治疗中，中医和现代医学可以相互补充，提高疗效。

7. 中西医结合营养治疗的最佳时机是什么时候？

营养治疗是疾病综合治疗的一个重要环节，对营养状态的评估及中医辨证施治，应与患者病情、治疗效果、体力状态及生活质量评定同时进行。营养治疗的效果和中医扶正纠偏的最终目的，体现在生活质量的改善和疾病治疗耐受性的提高。因此当患者一旦被明确诊断以后，无论是进行手术或是直接采取放化疗治疗方案，都应该先进行营养风险筛查和营养状态评估，若营养风险筛查≥3分，即根据患者的临床情况，制订个体化的营养计划，给予营养治疗，同时针对不同时期的中医证候采用中医综合治疗方案进行干预。

8. 怎样实施患者的全程化营养管理？

全程化营养管理是指患者从入院到出院，以及出院后，根据患者的疾病状态、营养状况、营养需求量及摄入量等指标，动态调整营养干预系统化、规范化、个性化的营养管理模式。全程化营养管理不仅体现了规范化的营养支持过程，包括营养筛查、营养评定、营养干预及营养监测，而且重视住院期间营养诊断与治疗的个体化原则，强调营养支持团队的参与和对患者的动态评估。有研究显示，实施全程化营养管理有助于改善患者的临床结局，包括降低全因死亡率、减少放化疗不良反应、改善生命质量及心理状态。

(1) 营养筛查：营养筛查是营养支持治疗的第一步，需要持续地进行，是应用营养筛查工具判断患者营养相关风险的过程。目前临床常用的筛查工具包括营养风险筛查 2002（nutritional risk screening 2002，NRS 2002）、微型营养评定简表（mini-nutritional assessment short form，MNA-SF）和营养不良通用筛查工具（malnutrition universal screening tool，MUST）。应用 NRS2002 的过程称为营养风险筛查，其中包括营养状态受损评分、疾病严重程度评分和年龄评分 3 个部分的内容。当总评分≥3 分时，即提示有"营养风险"，需要进行营养诊断并制订营养治疗计划。营养风险筛查应当在患者入院后 24h 内进行，由接受过培训的医师或护士完成。若患者筛查结果为阴性，且在 7d 内无手术计划，则在 7d 后重复筛查。2020 年欧洲肠外肠内营养学会（ESPEN）围术期营养支持推荐意见建议：营养筛查的时间至少在术前 10d，以便于及时发现营养问题，减少患者因此而出现的相关并发症。

(2) 营养评定：营养评定是指对有营养风险的住院患者进一步了解其营养状况的过程，包括基本营养评定和营养不良评定。

① 基本营养评定：基本营养评定是指有营养风险的患者均需接受的营养管理项目。评定内容包括营养相关病史、膳食调查、体格检查（身高、体质量等）、实验室检查（肝肾功能、血糖、血脂、电解质、酸碱平衡等）。上述指标是住院患者的常规采集内容，也是制订营养诊断与治疗计划、开具营养处方及实施监测的必要内容。

② 营养不良评定：营养不良评定涉及营养不良的诊断及分级。全球领导人营养不良倡议（global leadership initiative on malnutrition，GLIM）标准是在营养风险筛查的基础上，分别利用表现型指标和病因型指标对患者进行营养不良评定和营养不良程度分级。营养不良评定标准有 5 项，分别为 3 项表现型指标（非自主性体重丢失、低 BMI、肌肉量降低）和 2 项病因型指标（食物摄入或吸收降低、疾病负担或炎症）。诊断为营养不良至少需要符合 1 项表现型指标和 1 项病因型指标，再根据 3 个表现型指标对营养不良的严重程度进行分级。GLIM 标准的建立使全球不同国家、地区对营养不良诊断有了统一的定义和诊断标准。其他营养不良的评定工具，如主观全面评定（subjective global assessment，SGA）、患者参与的主观全面评定（patient-generated SGA，PG-SGA）等营养评定中包含了对于人体组分的评定。这是营养评定与营养筛查的主要差别之一，主要包括对于肌肉量、肌肉功能和体脂含量的评定。人体组分的评定方法包括对肌肉量和肌肉功能的评价，前者包括双能 X 线吸收法、生物电阻抗法、CT 及 MRI 断层影像检查，以及小腿围、上臂围等人体测量方法；后者包括握力等肌力测定和步速等运动能力测定等。

（3）营养干预：对于有营养风险的患者，应根据患者的营养需求及时制订营养支持计划，包括营养咨询、膳食指导、口服营养补充、肠内营养和肠外营养等多种形式。营养支持方式中口服营养补充、肠内营养和肠外营养被称为营养支持疗法。规范化的营养支持包括营养支持时机和途径、营养素选择与达标、药理营养素的应用及营养监测等内容。

（4）营养监测与评价：定期监测患者的营养状况，如体重、血红蛋白、血清白蛋白等指标。关注患者进行营养治疗后的耐受情况及反应，结合监测结果，及时调整营养治疗方案，确保患者获得足够的营养支持。同时，关注患者的进食、消化吸收情况，以及任何与营养相关的并发症，并及时采取相关的预防及治疗措施。

(5) 出院后营养管理：出院后的患者如果继续接受合理的营养治疗，既能保证能量和蛋白质摄入，也能改善机体营养状况，巩固和延续住院期间的营养治疗效果，这是全程营养管理的最后保障。同时进行定期随访和监测，了解其营养状况和康复情况。根据随访结果，对患者的营养管理方案进行优化调整。同时，关注患者可能出现的营养不良或相关并发症的迹象，及时采取干预措施。通过延续护理，以确保患者在整个康复过程中都能得到全面的营养管理。

9. 什么是中医的四气五味理论？

(1) 四气：中医认为，中药和食物均有"四气"，即寒、热、温、凉。"四气"又称为"四性"，是依据药物被人服用后引起的反应而定。通常分为寒凉和温热两大类。

寒凉食物大多具有清热、泻火、解毒、滋阴、生津之功，可以减轻或消除热性病证，养护人体的阴液，适合体质偏热者或暑天食用，如甘蔗、荸荠、梨、西瓜、苦瓜、黄瓜、丝瓜、萝卜、猪肉、鸭肉、绿豆、甲鱼、银耳、番茄等。

温热食物大多具有温中、散寒、助阳、活血、通络之功，可以减轻或消除寒性病证或瘀血，扶助人体阳气，适合体质虚寒者或冬令季节食用。如羊肉、牛肉、狗肉、鸡肉、荔枝、龙眼、红糖、酒、葱、姜、韭菜、大蒜、辣椒、胡椒等。

(2) 五味：中医学认为中药和食物还有"五味"，即酸（涩）、苦、甘（淡）、辛、咸。"五味"主要是根据其本来滋味而划分的，不同味的食物具有不同的作用。

酸味食物，如乌梅、柠檬、苹果、葡萄等，富含有机酸，具有收敛固涩、生津止渴、涩精止遗之功，多用于肝气升发太过、虚汗、久泻久痢、遗精遗尿等病证，但过食易致痉挛。

甘味食物，如白糖、大枣、甘蔗等，富含糖类，具有补虚和中、健脾养胃、滋阴润燥、缓急止痛之效，多用于防治脾胃虚弱、气血不足、阴液亏耗等病证，但过食则壅塞气机。

苦味食物，如苦瓜、杏仁、莲子心等，多含生物碱、苷类、苦味质等，具有清热燥湿、泻下降逆之力，多用于热性体质或热性病证、肿瘤、便秘等，但过食则可能伤阳。

辛味食物，如生姜、辣椒、花椒、桂皮、大蒜、洋葱、韭菜、芫荽等，大多含有挥发油，具有散寒、行气、活血之功，多用于感冒、气滞、血瘀、湿滞、痰阻等病证，但过食则有气散和上火之弊。

咸味食物，如食盐、紫菜、海带、虾等，含钠盐较多，具有软坚、散结、润下之效，多用于治疗肿瘤、便秘等病证，但多食可致血凝。

五味之外，还有淡味、涩味。一般将淡味与甘味并列，即"淡附于甘"，而将涩味与酸味并列，即"涩附于酸"。淡味食物具有渗湿、利尿的功效，涩味食物具有收敛、固涩的作用。

10. 何为中医的辨证施膳？

药膳，既是我国医药学宝库的瑰宝，又是我国膳食宝库中的一颗明珠。因此，它具有食物的营养价值和药物的治疗双重作用。中医药膳的应用，是根据中医的藏象学说、经络学说和不同人员的体质、天时地理之异，以及导致疾病的病因、病理、疾病所表现的症状，乃至中医的治疗原则等理论进行辨证施膳的。

辨证施膳，是施药膳的重要特点。依据中医理论学说，对每一个病种都应做到："组药有方，方必依法，定法有理，理必有据"。不仅用药如此，在食物的选择上也是如此，必须运用辨证施膳原则，在正确辨证的基础上，采取相应的治疗方法，选药组方或选食配膳，才能取得预期的效果。

例如，当患者出现精神困倦，四肢软弱，短气懒言，头昏自汗，食欲不振，胃腹隐痛，便溏腹泻，舌质淡，舌苔白，脉缓无力等证候，中医辨证为脾虚气弱证。这时就要应用健脾益气类的药膳，应选用党参、白术、山药、大枣、茯苓、薏苡仁、莲子、芡实等中药。食用的药膳有参枣米饭、山药汤圆、茯苓包子、益脾饼、大枣粥等。不同季节，人们服用的药膳也不相同。

药膳学有四季五补之说，即春天，气候温和，万物生长向上，五脏属肝，应以肝主疏泄为主，需要补肝，称为升补，适宜食用首乌肝片、妙香舌片等药膳；夏季，气候炎热，人体喜凉，五脏属心，需要清补，适宜食用西瓜盅、荷叶凤脯等药膳；长夏，五脏属脾，需淡补；秋季，气候凉爽，五脏属肺，需要平补，适宜食用菊花肉片、参麦团鱼、玉竹心子等药膳；冬季气候寒冷，阳气深藏，五脏属肾，寒邪易伤肾阳，需要滋补，适宜食用归芪鸡、龙马童子鸡等药膳。另外，还有一些四季皆宜的药膳，如茯苓包子、银耳羹等。

除四季对人体的影响外，地理、环境、生活习惯等方面的差异，也会不同程度地影响人们的生理、病理及疾病等问题，因而必须辨证施膳。

11. 什么是中医的药食同源?

药食同源指部分中药既可以作为药品用于疾病的治疗,又可以作为食品提供人体所需的能量和营养,与食品具有共同的起源,没有明显界限。药食同源产品主要是指以国家认定的既是药材又是食品的中药为主要原料,采用现代科学技术研发的保健食品、功能食品、普通食品、食品添加剂、日化用品等,是我国大健康产业的重要组成部分。药食同源是我国传统饮食文化的重要组成部分,具有重要的历史意义与实用价值。目前我国的药食同源产品主要包含中药材、保健食品、功能食品等类型,剂型广泛,功能多样化。随着人们健康意识的提高,以及对中医药药理功能的认可,药食同源产品的种类与数量也在日益增加。广义的药食同源产品包括药品、保健食品、特医食品、功能食品、含中药日化产品、休闲食品等;狭义的药食同源产品是指以药食两用中药为原料,采用现代科学技术制备的保健食品、功能食品和休闲食品等,见表1。

表 1 药食同源新产品研发分类

分 类	消费对象	产品功能	产品要求	食用量
中药材	特定人群,需遵医嘱	预防和治疗疾病	安全有效	明确限制
特医食品	特定人群,需遵医嘱	临床营养支持	安全有效	明确限制
保健食品	特定人群	调节机体功能	有效	明确限制
功能食品	成年人	休闲、养生	好吃,有营养	无限制
休闲食品	年轻人为主	休闲、享受	好吃,有营养	无限制

(1) 中药材：药食同源原料在传统中药中的应用有着悠久历史。唐代医家孙思邈所著《千金翼方》中的当归建中汤用到当归、甘草、生姜、大枣；宋代《太平惠民和剂局方》中的华盖散用到紫苏子、陈皮、杏仁、甘草；明代医家叶文龄所著《医学统旨》中的清金化痰汤用到山栀、桔梗、橘红、茯苓、甘草；张景岳所著《景岳全书》中的暖肝煎用到枸杞子、茯苓、小茴香、肉桂；清代医家沈金鳌所著《沈氏尊生书》中的润肠丸用到当归、火麻仁、桃仁；吴瑭所著《温病条辨》中的沙参麦冬汤用到玉竹、桑叶、扁豆等。药食同源原料在现代的中成药中也有广泛的应用，如大山楂丸中含有山楂，人参归脾丸中含有人参、茯苓、甘草、当归、龙眼肉、酸枣，参苓白术散中含有人参、茯苓、山药、莲子、白扁豆、薏苡仁，参苓健脾胃颗粒中含有砂仁，健胃消食片中含有陈皮、山药、麦芽、山楂，蒲地蓝消炎口服液含有蒲公英，小儿肺热咳喘口服液中含有苦杏仁、甘草、金银花、鱼腥草等。

(2) 保健食品和功能食品：药食同源原料因具有特定功效，被广泛用于功能食品和保健食品的研究与开发。1987 年公布的《禁止食品加药卫生管理办法》的附表中首次出现了《既是食品又是药品的品种名单》，其中收载 33 种。而后相关部门逐步修订补充，增加至 1998 年的 77 种。2002 年起，原卫生部或国家卫生健康委员会共发布了 4 批既是食品又是中药材的物质目录，详细如下：2002 年卫生部第 51 号文件《卫生部关于进一步规范保健食品原料管理的通知》，正式公布了 87 种药食同源物质目录；2019 年第 8 号文件新增当归等 6 种；2023 年第 9 号文件新增了党参等 9 种；2024 年新增地黄等 4 种。目前，可用于功能食品和保健食品生产的药食同源原料共计 106 种（槐花、槐米算 2 种）。需要特别指出的是 2021 年 11 月，国家卫生健康委员会发布关于印发《按照传统既是食品又是中药材的物质目录管理规定》（国卫食品发〔2021〕36 号）的通知，药食同源物质正式进入依法管理阶段。

(3) 普通食品：药食同源原料也被广泛用于生产普通食品，如含有枸杞子的酸奶、面包；菊花茶、沙棘汁、玫瑰八宝茶等饮品；猴头菇饼干、黑芝麻饼干、山楂酥等烘焙食品；山药薯片等休闲食品；乌梅、龙眼肉、大枣、黑枣等果脯；百合、山药、赤小豆、莲子、薏苡仁等通常是煮粥的原料；阿胶糕、桑椹膏、黑芝麻丸、芡实八珍糕等养生休闲食品。

(4) 食品添加剂：包括食品香料与香精，如丁香、茴香、肉桂、胡椒等粉末制品和提取物等；食品天然色素，如栀子、沙棘、黑芝麻、桑椹、枸杞子、紫苏等；食品甜味剂，如甘草甜素、罗汉果苷等；食品天然防腐剂，如肉桂、花椒等。

(5) 日化用品：药食同源原料具有抗氧化、美白和抑菌的功效，因此，也被广泛用于生产日化用品。例如，槐花、当归提取物因具有酪氨酸酶抑制活性，被用于制备美白功效的化妆品；桔梗、生姜、枸杞子被用于制备生发养发类产品；两面针、金银花被用于生产抗炎健齿牙膏；玫瑰、薄荷等精油用于芳香疗法和舒缓身体的相关产品。

12. 药食同源的产品功能有哪些?

中医素有"药食同源""药补不如食补"的说法，食疗是中医药预防和治疗疾病的重要方法之一。2022 年，国家市场监督总局发布"公开征求《关于发布允许保健食品声称的保健功能目录 非营养素补充剂及配套文件的公告》意见的公告"。拟保留"增强免疫力"等保健功能，并对表述进行相应调整规范；同时取消"促进泌乳功能""改善生长发育功能""改善皮肤油分功能"
3 种保健功能。保留的功能类型包括增强免疫力、改善睡眠、缓
解视觉疲劳、改善黄褐斑、辅助保护胃黏膜、维持血糖健康水平
等 24 项，其中，增强免疫力等 7 种功能仅需要通过动物实验进
行评价，缓解视觉疲劳等 4 种功能仅需要通过人体试食试验进行
验证，而有助于维持血糖健康水平等 13 种功能先需要通过动物
实验进行评价，再通过人体试食试验进行验证。2023 年 8 月，国
家市场监督管理总局颁布了《保健食品新功能及产品技术评价实
施细则》，文件指出：新功能保健食品是指同时提出新功能建议
和对应功能产品注册申请的保健食品，具体分为补充膳食营养物
质、维持或改善机体健康状况、降低疾病发生风险因素三类。研
究样品应当符合保健食品的安全性、保健功能和质量可控性要
求，见表 2。

表 2　药食同源原料产品功能

保健功能	药食同源原料
增强免疫力	山药、人参、黄精、当归、莲子、牡蛎、茯苓、麦冬、藏红花、肉苁蓉、铁皮石斛、黄芪、灵芝、山茱萸、天麻、天冬
辅助降血脂	山楂、荷叶、决明子、枸杞子、茯苓、薤白、马齿苋、藏红花、荜茇、姜黄、党参、灵芝
辅助降血糖	黄芪、黄精、姜黄、桑叶、肉桂、葛根、麦冬、山茱萸
抗氧化	马齿苋、人参、枸杞子、黄精、葛根、沙棘、铁皮石斛、肉苁蓉、黄芪、灵芝、天麻、杜仲叶、熟地黄、麦冬
辅助改善记忆	益智仁、广藿香、西洋参、天麻、人参、酸枣仁、党参
缓解视觉疲劳	菊花、陈皮、黄精、肉苁蓉、蜂蜜、枸杞子、芡实

（续表）

保健功能	药食同源原料
促进排铅	当归、乌梅、甘草、赤小豆、白茅根、枸杞子、酸枣仁
清咽	胖大海、罗汉果、薄荷、鲜芦根、青果、桔梗、菊花
辅助降血压	罗布麻叶、莱菔子、菊花、葛根、山楂、决明子、牡蛎、核桃仁、昆布、木瓜、佛手、莲子、百合、薏苡仁、党参、肉苁蓉、黄芪、灵芝、天麻、杜仲叶、熟地黄、天冬
改善睡眠	酸枣仁、茯苓、百合、枸杞子、党参、栀子、龙眼肉、大枣、百合、天麻、阿胶、淡豆豉、莲子、肉桂、紫苏叶、西洋参、黄芪、灵芝、杜仲叶、麦冬
促进排乳	丝瓜络、通草、冬葵子、木通、赤小豆、漏芦
缓解体力疲劳	人参、枸杞子、甘草、蜂蜜、山楂、黄精、当归、酸枣仁、西洋参、天麻
提高缺氧耐受力	黄芪、茯苓、黄精、枸杞子、薤白、罗汉果、酸枣仁、人参、黄芪、姜黄、当归、西洋参、灵芝
对辐射危害有辅助保护	鱼腥草、枸杞子、薏苡仁、葛根、山楂、藿香、陈皮、甘草、阿胶、黄芪、西洋参
减肥	山楂、灵芝、山药、马齿苋、乌梅、玉竹、白芷、甘草、白果、白扁豆、葛根、百合
改善生长发育	熟地黄、枸杞子、山药、山楂、鸡内金、薏苡仁、莲子、桑椹、百合、肉苁蓉
增强骨密度	杜仲、牡蛎、葛根、桑叶、黄芪、黄精、枸杞子、蜂蜜、青果、芝麻、淡竹叶、当归、人参、山药
改善营养性贫血	龙眼肉、阿胶、大枣、人参、山药、白扁豆、当归、党参、黄芪、熟地黄

（续表）

保健功能	药食同源原料
对化学肝损伤有辅助保护	山楂、菊苣、决明子、桑叶、蒲公英、沙棘、桑椹、栀子、小蓟、黄精、鱼腥草、党参、灵芝
祛痤疮	金银花、黄芩、甘草、枇杷叶、栀子
祛黄褐斑	葛根、山楂、木瓜、当归、桑椹、沙棘、菊花、决明子、桑叶、荷叶
改善皮肤水分	灵芝、陈皮、菊花、金银花、当归、麦芽、蜂蜜、薄荷、薏苡仁、黄芪、栀子、桑叶、枸杞子、决明子
改善皮肤油分	陈皮、茯苓、菊花、红枣、枸杞子、甜杏仁、黑芝麻、蜂蜜、红花、罗汉果、黄精、百合、甘草、当归、乌梅
调节肠道菌群	蒲公英、山药、菊苣、枸杞子、黄精、黄芪、生姜
促进消化	鸡内金、山楂、麦芽、莱菔子、马齿苋、蜂蜜、紫苏、麦冬、党参、铁皮石斛、化橘红
通便	蜂蜜、火麻仁、黑芝麻、杏仁、当归、肉苁蓉
对胃黏膜损伤有辅助保护	蜂蜜、马齿苋、蒲公英、人参、猴头菇、黄芪、茯苓、甘草、荜茇、党参、灵芝

13. 药食同源产品营养治疗的优势有哪些？

（1）遵循中医药理论：西医营养制剂大多以矿物质、氨基酸、维生素为主，而药食同源食品以中医药理论为指导，遵循中药配伍原则，包含"整体系统"之道、"辨证施膳"之本、"平衡调理"之要、"扶正祛邪"之法、"食药同理"之术等要素。"药食同源"最初的萌芽可以追溯至战国时期我国第一本中医理论专著《黄帝内经》，其中"不治已病治未病"的防病养生策略包括未病先防、已病防变、已变防渐等内容；明确提出了"五谷为养，五果为助，五畜为益，五菜为充，气味合而服之，以补精益气"的药与食相结合的理念。隋代《黄帝内经太素》一书中写道："空腹食之为食物，患者食之为药物"，反映了"药食同源"的重要思想。孙思邈的《备急千金要方》中"食治"篇，是现存最早的中医食疗专论，第一次全面系统地阐述了食疗、食药结合的理论，该篇中提到的"五脏所宜食法"是我国历史上最早的一个食谱，使心、肝、脾、肺、肾各有所养。书中提及的养老服食的食物及药物有黑芝麻、白蜜、牛奶、猪肚、白羊头、羊蹄、猪肝、羊肝、脊髓、枸杞子、黄芪、柏子仁等。宋金元时期，药食同源的理论和应用有了更进一步的发展。因此，现代"药食同源理论"应遵循以下特点：①以传统中医药理论为支撑；②长期实践应用，并积累相应的采收、食用部位、加工方法、主要食疗作用等资料；③有食材入选标准，并有完整的食疗效果（或毒性）描述。在开发及应用药食同源物质时，既要注意对古代本草及医籍记载的性味归经及功效进行总结，遵循调理与配伍原则，同时亦要与现代生理功效建立关联。如唐雪阳等结合古籍对药食同源物质性味及养生功效的描述，将药食同源物质归纳为益气补精类、轻身延年类、养心益智类、美容护肤类、泻火除烦类、开胃增味类与其他类。现有国家认同的106种药食同源类中药品种中，共有47味中药收录于2020版《中国药典》，这些中药在归经上属脾经、胃经，与健脾、补脾、温中、燥湿等功效直接相关。岳岭等研究发现麦麸炮制品提取液对离体小肠收缩有明显促进作用，以炒焦麦麸的健脾功效最为显著，符合中药焦香健脾的理论。

(2) 具有辨证论治优势：基于经方开发药食同源产品，能够体现中医药特色，经方配伍严谨、用药精当、组方安全且卓有疗效。其中，食源化方剂中的物品和选择有人群针对性及功能针对性的食品形式，是药食同源功能食品研发中的关键技术。首先，基于准确辨析药食同源物品和非药食同源物品的性味归经、量效关系及其核心配伍，可以实现方剂的食源化；其次，基于原方煎服法、协同食物及其加工方法，可以确定药食同源功能食品最适合的食品形式，如药粥、米糊、药饼、酒酿、药茶等。案例分析表明，以桂枝汤为基础方，将白芍替换为桑椹，并降低桂枝用量，再加入适量粳米，可以成功制作具有益气补血、健脾和胃、调和营卫功效的功能性米糊；以保元汤为基础方，保留原方的四味药食同源物品，或易肉桂为花椒、干姜，利用黍米作为发酵物，可以制作具有温阳益气、益脾和胃作用的功能性酒酿。补益型和大病康复治疗型产品是基于经方的药食同源功能的两大主要发展方向，开发该类产品必将在养生保健或大病后期的康复事业中发挥积极作用。

(3) 可药膳预制：药膳发源于中国传统的饮食文化和中医食疗文化，是在中医学、烹饪学和营养学理论指导下，严格按照药膳配方，将中药与某些具有药用价值的食物相配伍，采用中国独特的饮食烹调技术和现代科学方法制作而成的美味食品，具有一定色、香、味、形。它是中国传统医学知识与烹调经验相结合的产物，"寓医于食"，既将药物作为食物，又将食物赋以药用，药借食力，食助药威，二者相辅相成，相得益彰；既具有较高的营养价值，又可防病治病、保健强身、延年益寿。药膳一般需要临时烹饪，且制作过程繁琐，对烹饪操作技术要求高，但如制成预制菜可以解决这个问题。

参考文献

[1] 胡巧意. 中医辨证视角下个体化营养管理模式的建设与实践 [J]. 中医药管理杂志, 2023, 31(19): 232–234.

[2] 孙丽红, 何裕民. 中西方营养学之差异探析及启示 [J]. 中华中医药学刊, 2015, 33(10): 2338–2340.

[3] 胡艳, 王济, 李玲孺, 等. 中医体质学的发展及其在治未病领域的实践 [J]. 中国医药导刊, 2019, 21(7): 437–441.

[4] LESSER M N R, LESSER L I. Nutrition Support Therapy [J]. Am Fam Physician, 2021, 104(6): 580–588.

[5] STOPPE C, WENDT S, MEHTA N M, et al. Biomarkers in critical care nutrition [J]. Crit Care, 2020, 24(1): 499.

[6] DOLEY J. Enteral Nutrition Overview [J]. Nutrients, 2022, 14(11):2180.

[7] BERLANA D. Parenteral Nutrition Overview [J]. Nutrients, 2022, 14(21):4480.

[8] 方旖旎, 王琦, 张国辉, 等. 中医体质学在"治未病"中的应用研究 [J]. 中医杂志, 2020, 61(7): 581–585.

[9] 苗姝悦. 升阳益胃汤联合肠内营养乳剂改善脾虚湿滞型晚期胃癌营养不良临床疗效观察及其对炎性因子的影响 [D]. 合肥: 安徽中医药大学, 2023.

[10] 张慧丽. 中西医结合疗法对卒中患者恢复期营养状况及脑血管血流速度的影响 [J]. 临床研究, 2022, 30(6): 126–129.

[11] 杨欢红, 金卫女, 李慧兰. 中西医结合饮食护理对老年骨质疏松性骨折患者营养状态和功能障碍的影响 [J]. 中西医结合护理 (中英文), 2021, 7(11): 112–114.

[12] 杨光, 苏芳芳, 陈敏. 药食同源起源与展望 [J]. 中国现代中药, 2021, 23(11):1851–1856.

[13] 许鹏, 鱼麦侠. 肿瘤中医食疗集萃 [M]. 西安: 陕西科学技术出版社, 2016.

[14] 顾江萍. 中药药理学 [M]. 上海: 华东理工大学出版社, 2015.

[15] 高学敏,钟赣生.实用中药学[M].北京:中国中医药出版社,
2006.

[16] 陈仁寿.国家药典中药实用手册[M].南京:江苏凤凰科学技术出版
社,2015.

第2章
中西医结合营养不良的诊断和评估

1. 何为中医营养不良的三级诊断？

中医主要基于体质理论与八纲辨证结合的方法进行营养不良诊断，分为体质诊断、证候诊断和病机诊断三级。

(1) 一级诊断：体质诊断。体质是指人体生命过程中，在先天禀赋和后天获得的基础上，形成的形态结构、生理功能和心理状态方面综合的、相对稳定的固有特质，是人类在生长、发育过程中形成的与自然、社会环境相适应的人体个性特征，表现为结构、功能、代谢，以及对外界刺激反应等方面的个体差异性，对某些病因和疾病的易感性，以及疾病转变转归中的某种倾向性。它具有个体差异性、群类趋同性、相对稳定性和动态可变性等特点，这些特点决定了人体对某些疾病的易感性及疾病转归过程中的某种倾向性。王琦院士综合了形体结构、生理功能、心理特点、反应状态等因素，构建了中医体质九分法的分类方法，包括平和质、气虚质、阳虚质、阴虚质、痰湿质、湿热质、血瘀质、气郁质、特禀质9种基本类型，这种体质分类法现已为中医界广泛认同，并在中医养生、食疗，以及健康管理等方面得到广泛应用。

体质理论认为，相对固定的饮食习惯和膳食营养结构，可以通过人体的脾胃运化来影响脏腑气血阴阳之间的盛衰偏颇，从而形成稳定的体质特征。饮食对人们维持人体健康有着不可替代的作用，因此要合理安排饮食，保证机体的营养充足，使五脏功能旺盛、气血充实，远离疾病。《素问·藏气法时论》明确指出，"毒药攻邪，五谷为养，五果为助，五畜为益，五菜为充，气味合而服之，以补精益气"。认为凡是药物，其性味之偏较大，多有毒，作用猛烈，所以一般用来攻邪；而食物性味之偏较小，平和无毒，一般用来补精益气，强身健体。因此，体质状态与机体营养状态密切相关，偏颇体质提示存在营养不良的风险。不同的疾病具有不同的体质诊断标准，譬如，空军军医大学第二附属医院中医科焦静等，创立了肿瘤患者中医体质辨识量表，从肿瘤病因、病理基础及病理因素等方面进行补充完善，将肿瘤患者体质分为七类，并与肿瘤患者营养不良状态进行类比，发现两者具有相关性，见表3。

表3　肿瘤患者体质分型及辨识要点

体质分型	辨识要点
气虚质	元气不足、疲乏、气短、自汗
痰湿质	痰多、口黏苔腻、形体多肥胖
湿热质	面垢油光、口苦、长痘、大便黏腻不爽、苔黄腻
阴虚质	性情急躁、口燥咽干、手足心热
阳虚质	阳气不足、手足不温、畏寒怕冷
血瘀质	血行不畅、肤色晦暗、色素沉着、易出现瘀斑、舌质紫暗
气郁质	精神抑郁、忧郁脆弱、胸胁胀满、情绪低沉、易紧张焦虑

体质诊断是一种比较简便的营养不良诊断，类似西医营养不良诊断中的营养筛查，如果患者出现偏颇体质，即提示具有营养

不良风险。

(2) 二级诊断：证候诊断。根据四诊取得的材料，进行综合分析，以探求疾病的性质、病变部位、病势的轻重、机体反应的强弱、正邪双方力量的对比等情况，归纳为阴、阳、表、里、寒、热、虚、实八类证候，是中医辨证的基本方法，各种辨证的总纳，也是从各种辨证方法的个性中概括出的共性，在营养不良的诊断过程中，起到执简驭繁、提纲挈领作用。营养不良患者以精神疲惫、心悸气短、乏力、消瘦、头晕目眩、纳差、腰膝酸软、失眠等症状最为常见，舌脉象多为舌淡苔薄白、脉细弱。

(3) 三级诊断：病机诊断。采用八纲辨证、气血津液辨证、脏腑辨证、卫气营血辨证、三焦辨证、六经辨证等方法，是对患者营养不良状态和病因进行综合分析的诊断方法。营养不良患者的中医辨证以气血亏虚证、五脏虚弱证最为常见，其余依次为脾虚痰湿证、肾精亏虚证、脾肾阳虚证。

2. 西医如何诊断营养不良？

首都医科大学附属北京世纪坛医院石汉平团队综合整理了现有的营养不良诊断方法，分析不同方法的适用范围，遵循集成创新的原则，提出营养不良三级诊断体系。营养不良的三级诊断分别是营养筛查、营养评估和综合评价，这是一个由浅到深的连续过程、由简单到复杂的发展过程，是一个集成创新的营养不良甄别系统。营养筛查、营养评估与综合评价既相互区别又密切联系，三者构成营养不良临床诊断的一个有机系统，见图1、表4。

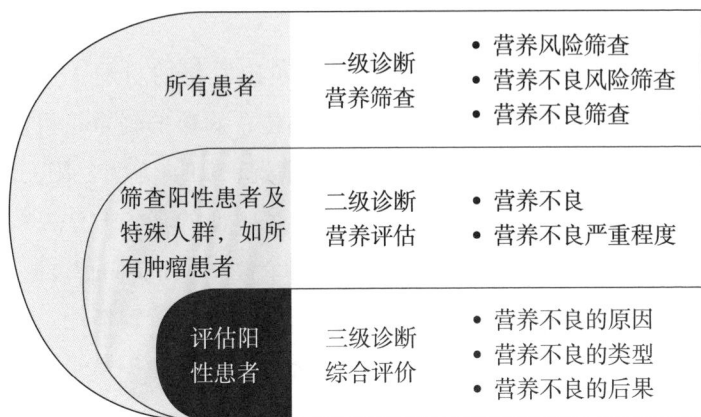

▲ 图1　营养不良的三级诊断模式

表4　营养筛查、营养评估与综合评价的区别

项　目	营养筛查	营养评估	综合评价
内容	营养风险、营养不良风险及营养不良筛查	营养不良及其严重程度评估	营养不良原因、类型及后果分析
时机	入院24h内	入院48h内	入院72h内
实施人员	护士	营养护士、营养师或医师	不同学科人员
方法	简要营养相关病史＋体重（或BMI）	营养相关病史＋营养相关体格检查	病史＋体格检查＋实验室检查＋器械检查，上述项目仍然与营养和代谢有关
结果	定性	半定量	定量数据
目的	初步判断有无营养风险或营养不良	明确有无营养不良及其严重程度	确立营养不良类型及原因，了解营养不良对机体的影响

（续表）

项　目	营养筛查	营养评估	综合评价
初诊结论	有、无营养风险或营养不良	营养良好、营养不良（轻、中、重）	营养不良类型、原因、有无器官功能障碍
阳性患者后续处理	制订营养计划，实施营养评估	实施营养干预，进行综合评价	综合治疗

营养不良的三级诊断与营养不良的治疗密切相关。一级诊断在于早期发现风险，患者此时可能只需要营养教育，不需要人工营养；二级诊断是在中期发现营养不良，患者此时可能只需要营养支持（补充营养即可）；三级诊断是营养不良严重的阶段，已经影响到了器官功能，此时需要给予营养治疗，并常常需要综合治疗，而不仅仅是营养支持与补充的问题。据此，我们提出营养不良的三级诊断与治疗流程，见图 2。

3. 何为西医营养不良的一级诊断？

营养不良诊断的一级诊断是营养筛查（nutritional screening），这是最基本的一步，是所有患者都应该进行的项目。WHO 将营养筛查定义为采用简便的手段，在健康人群中发现有疾病而没有症状的患者。Kondrup J 等认为，营养筛查是一个在全部患者中快速识别需要营养支持患者的过程。其内容、方法、时机、实施人员及注意事项如下。

(1) 内容：实际临床工作中，营养筛查包括营养风险筛查、营养不良风险筛查及营养不良筛查三方面内容。

① 营养风险筛查：欧洲临床营养与代谢学会（European Society for Clinical Nutrition and Metabolism，ESPEN）将营养风

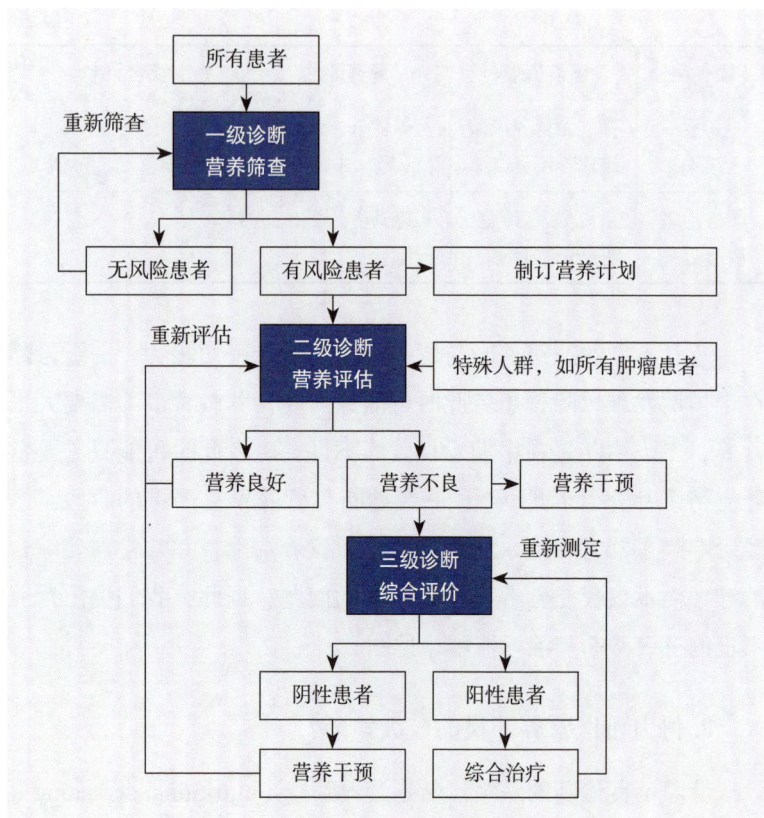

▲ 图2　营养不良的三级诊断与治疗流程

险（nutrition risk）定义为现存的或者潜在的、与营养因素相关的、导致患者出现不利临床结局的风险。营养风险主要是指因营养方面的因素而引起不良的临床结局，而不是指出现营养不良的风险，与营养不良风险（risk of malnutrition）是两个截然不同的概念。

　　② 营养不良风险筛查：美国肠外肠内营养学会（American Society for Parenteral and Enteral Nutrition，ASPEN）认为营养风

险筛查是识别营养问题相关特点的过程，目的在于发现个体是否存在营养不足及是否有营养不足的危险。从中可以看出 ASPEN 与 ESPEN 对营养风险筛查的定义与结果明显不同，ASPEN 是营养不良风险的筛查，而 ESPEN 是不利临床结局风险的筛查。

③营养不良筛查：通过筛查直接得出营养不良及其严重程度。

(2) 方法

①营养风险筛查：ESPEN 及中华医学会肠外肠内营养学分会（Chinese Society for Parenteral and Enteral Nutrition，CSPEN）推荐采用营养风险筛查 2002（nutrition risk screening 2002，NRS2002）筛查患者的营养风险。其适用对象为一般成年住院患者，NRS 2002 总分 ≥3 说明营养风险存在，而不是说明患者营养不良。营养风险的存在提示需要制订营养支持计划，但不是实施营养支持的指征，是否需要营养支持应该进行进一步的营养评估。

②营养不良风险筛查：营养不良风险筛查方法首选营养不良通用筛查工具（malnutrition universal screening tool，MUST）、营养不良筛查工具（malnutrition screening tool，MST）、营养风险指数（nutritional risk index，NRI）或微型营养评定简表（mini nutritional assessment-short form，MNA-SF）。MUST 为身体质量指数（body mass index，BMI）、体重下降程度及疾病原因、导致近期禁食时间三个项目的评分方法，结果分为低风险、中等风险和高风险。MST 筛查体重下降及其程度、食欲下降两个内容，筛查结果为有风险与无风险。MUST、MST 是国际上通用的筛查工具，二者均适用于不同医疗机构及不同专业人员使用，如护士、医师、营养师、社会工作者和学生等。具体操作方法与应用参见《营养筛查预评估》。

③ 营养不良筛查：营养不良的筛查方法有多种，其中以理想体重（ideal body weight，IBW）、体重丢失率或BMI较为常用，具体如下：理想体重法是指实际体重为理想体重的90%～109%为适宜，80%～89%为轻度营养不良，70%～79%为中度营养不良，60%～69%为重度营养不良。体重丢失是指6个月内体重非主观原因丢失>5%，定义为体重丢失，3个月体重丢失>10%为营养不良。BMI法是指不同种族、不同地区的BMI标准不一致，中国的标准是BMI<18.5kg/m² 为低体重（营养不良），18.5～23.99kg/m² 为正常，24～27.99kg/m² 为超重，≥27kg/m² 为肥胖。

营养风险筛查、营养不良风险筛查及营养不良筛查的具体内容，见表5。

表5　营养风险筛查、营养不良风险筛查及营养不良筛查的具体内容

项　目	营养风险筛查	营养不良风险筛查	营养不良筛查
工具	NRS2002	MUST、MST、NRI、MNA-SF	IBW、BMI或体重丢失率
目的	发现不利临床结局的风险	发现营养不良的风险	发现营养不良并对其进行分类
结果	有/无营养风险	高、中、低营养不良风险或有/无营养不良风险	营养不良及其严重程度

(3) 适用对象、实施时机与实施人员

① 适用对象：所有患者。

② 实施时机：美国医疗机构评审联合委员会（Joint Commission on Accreditation of Healthcare Organizations，JCAHO）规定，营养筛查是入院流程中必不可少的环节，所有患者应该在入院后24h

内常规进行营养筛查。

③实施人员：Kondrup J 等认为该工作应该由办理入院手续的护士实施，门诊患者由接诊医务人员，如医师、营养师、护士等实施。

(4) 注意事项

① 方法选择：临床上，实施营养筛查时并不需要分别采用上述方法对患者进行筛查，而只需要选择上述方法中的任何一种即可。不同地区采用的方法有一定的差异，中国较多使用 NRS 2002，其他国家较多使用 MUST 或 MST。

② 后续处理：对营养筛查阳性（即有营养风险、营养不良风险或营养不良）的患者应该进行营养评估，同时制订营养支持计划或者进行营养教育；对营养筛查阴性的患者，在一个治疗疗程结束后，需要再次进行营养筛查。但是，对待特殊患者，如全部恶性肿瘤患者、老年患者（≥65 岁）及危重患者，即使营养筛查为阴性，也应该常规进行营养评估，因为营养筛查对这些人群有较高的假阴性。

4. 何为西医营养不良的二级诊断？

二级诊断即营养评估（nutritional assessment）。按照 Kondrup J 等的定义，评估是为少数有代谢或营养问题、可能需要特殊喂养技术的患者制订个体化营养治疗方案的过程，该工作应由营养专家完成。国际、国内对营养评估的定义和方法有不同意见，有专家将主观全面评定（subjective global assessment，SGA）、患者参与的主观全面评定（patient-generated SGA，PG-SGA）、微型营养评定（mini-nutritional assessment，MNA）等归类为营养筛查方法，也有些专家将它们归类为营养评估工具。因此，有必要对此进行统一。目前，无论是 ASPEN 还是 ESPEN，均一致认为

SGA、PG-SGA 是营养评估方法。

(1) 内容：通过营养评估发现有无营养不良并判断其严重程度。

(2) 方法：营养评估的方法非常多，目前国际上较为常用的有 SGA、PG-SGA、MNA 等。

① SGA：SGA 是 ASPEN 推荐的临床营养评估工具，其结果是发现营养不良，并对营养不良进行分级。评估内容包括详细的病史与身体评估的参数。病史主要强调 5 个方面，即体重改变、进食改变、现存的消化道症状、活动能力改变、患者疾病状态下的代谢需求。身体评估主要包括皮下脂肪的丢失、肌肉的消耗、水肿（踝部、骶部、腹水）3 个方面。SGA 是目前临床营养评估的"金标准"，其信度和效度已经得到大量检验。

② PG-SGA：PG-SGA 由美国 Ottery FD 于 1994 年提出，是专门为肿瘤患者设计的肿瘤特异性营养评估工具，是在 SGA 的基础上发展而成。PG-SGA 由患者自我评估和医护人员评估两部分组成，具体内容包括体重、进食情况、体格检查等 7 个方面，前 4 个方面由患者自己评估，后 3 个方面由医护人员评估，评估结果包括定性评估与定量评估两种。定性评估将患者分为营养良好或可疑、中度营养不良、重度营养不良三类；定量评估把患者分为 0～1 分（无营养不良）、2～3 分（可疑或轻度营养不良）、4～8 分（中度营养不良）、≥9 分（重度营养不良）四类。PG-SGA 是美国营养师协会（American Dietetic Association，ADA）推荐用于肿瘤患者营养评估的首选办法，中国抗癌协会肿瘤营养与支持治疗专业委员会推荐使用此方法。

③ MNA：MNA 是专门为老年人开发的营养筛查与评估工具，有全面版本及简洁版本、老版本和新版本。新版 MNT 包括两

步，第一步为营养筛查，第二步为营养评估。该工具的信度和效度已经得到研究证实，既可用于营养风险的患者，也可用于已经发生营养不足的住院患者。MNA 比 SGA 更适合于 65 岁以上老年人。MNA 主要用于社区居民，也适用于住院患者及家庭照护患者。

(3) 适用对象、实施时机与实施人员

① 适用对象：对营养筛查阳性患者应该进行二级诊断，即营养评估。对特殊患者群，如全部肿瘤患者、全部危重症患者及全部老年患者（≥65 岁），无论其一级诊断（营养筛查）结果如何（即使为阴性），均应该常规进行营养评估。

② 实施时机：营养评估应该在患者入院后 48h 内完成。

③ 实施人员：由营养护士、营养师或医师实施。

(4) 注意事项

① 方法选择：对不同人群实施营养评估时，应该选择不同的方法。SGA 是营养评估的金标准，适用于一般住院患者，包括肿瘤患者及老年患者；肿瘤患者优先选择 PG-SGA，65 岁以上非肿瘤老人优先选择 MNA。

② 后续处理：通过营养评估将患者分为营养良好、营养不良两类。营养良好的患者无须进行营养治疗；营养不良的患者应该进一步实施综合评价，或者同时实施营养治疗，营养治疗应该遵循五阶梯治疗模式。

5. 何为西医营养不良的三级诊断？

三级诊断即综合评价（comprehensive investigation）。通过营养评估，患者的营养不良及其严重程度已经明确，临床上为了进一步了解营养不良的原因、类型及后果，需对患者实施进一步的调查。通过病史采集、膳食调查对营养不良的原因进行分析；从能耗水平、应激程度、炎症反应、代谢状况对营养不良进行四维度分析；从人体组成、体能、器官功能、心理状况、生活质量对营养不良的后果进行五层次分析。这些措施统称为综合评价。

(1)综合评价与营养评估的重要区别：①营养评估仅限于调查营养相关状况；综合评价内容更广，不仅仅调查营养状况，而且调查应激程度、炎症反应、代谢水平、器官功能、人体组成、心理状况等身体全面情况。②营养评估主要是明确有无营养不良，以及营养不良的严重程度，目的在于确定患者是否有营养支持的适应证；综合评价重点在于明确营养不良的原因、类型及对机体的影响，目的在于确定营养不良的诊断、制订营养治疗及综合治疗方案。③综合评价的结果不是定性资料，而是定量数据，而营养评估是定性或半定量数据。

(2)内容：综合评价的内容包括摄食变化、应激程度、炎症反应、能耗水平、代谢状况、器官功能、人体组成、心理状况等方面。

(3)方法：综合评价的方法是一般疾病诊断中常用的手段，如病史采集、体格检查、实验室检查、器械检查，但是其具体项目与一般疾病诊断有显著差别，具体内容重点关注营养相关的问题。

①病史采集

a.现病史及既往史：与其他疾病的诊断一样，营养不良的诊断同样需要询问现病史及既往史，但是应该重点关注营养相关病史，如体重变化、摄食量变化、消化道症状等。

b.膳食检查：可以帮助了解患者营养不良的原因（摄入不足、吸收障碍、消耗增加等）及类型（能量缺乏型、蛋白质缺乏型及混合型），预测疾病对临床结局的可能影响。常用方法包括 24h 回顾法（可配合食品模型）、称量法、食物频率法，其中以 24h 回顾法应用较多。可采用以食物成分表为数据库的膳食调查软件，计算患者每天的能量及各营养素的摄入情况。

c. 健康状况自我评分（KPS 评分，又名卡氏评分）：KPS 评分询问重点为能否进行正常活动，身体有无不适，生活能否自理，以此三项进行级别划分。

d. 生活质量评估：常用的生活质量评价表包括生活质量量表 QLQ C30、EQ-5D、SF-36，或者 SF-6D，肿瘤患者常用 QLQ C30。用这些量表的评分能够计算出质量调整生命年（quality-adjusted life years，QALY），从而更好地评估营养不良对生活质量的影响及评价营养干预的效果。

e. 心理调查：包括医院焦虑抑郁量表（hospital anxiety and depression scale，HADS）、患者健康问卷（patient health questionnaire #9，PHQ-9）等。

② 体格和体能检查：常规项目，特别注意肌肉、脂肪及水肿。

a. 人体学测量：包括身高、体重、BMI、上臂中点周径（非利手）、上臂肌肉周径（非利手）、三头肌皮褶厚度（非利手）、双小腿最大周径。

b. 体能测定：肌力测定方法常用非利手握力，体能测定方法有平衡测验、4m 定时行走试验、定时端坐起立试验、日常步速试验、计时行走试验、6min 步行试验及爬楼试验等，实际工作时选择其中的任意一种均可，但是以 6min 步行试验应用较多。

③ 实验室检查

a. 血液学基础：血常规、电解质、血糖、微量元素等。

b. 炎症反应：TNF-α、IL-1、IL-6、分解代谢物阻遏蛋白 CRP、硫代巴比妥酸反应产物（thiobarbituric acid reactive substances，TBARS）、超氧化物歧化酶（SOD）等。

c. 激素水平：皮质醇（糖皮质激素）、胰岛素、胰高血糖素、儿茶酚胺等。

d. 重要器官功能：肝功能、肾功能、血脂、肠黏膜屏障功能（二胺氧化酶、D-乳酸）等。

e. 营养组合：白蛋白、前白蛋白、转铁蛋白、视黄素结合蛋白、游离脂肪酸（free fatty acids，FFA）等。

f. 代谢因子及产物：蛋白水解诱导因子（proteolysis-inducing factor，PIF），脂肪动员因子（lipid mobilizing factor，LAF）及血乳酸，分别判断蛋白质、脂肪及葡萄糖的代谢情况。

④ 器械检查

a. 代谢车测定：静息能量消耗（resting energy expenditure，REE）、基础能量消耗（basal energy expenditure，BEE），计算 REE/BEE 比值。将二者比值 $<90\%$、$90\% \sim 110\%$、$>110\%$ 分别定义为低能量消耗（低代谢）、正常能量代谢（正常代谢）、高能量代谢（高代谢）。

b. 人体成分分析：了解脂肪量、体质百分比、非脂肪量、骨骼肌量、推定骨量、蛋白质量、水分量、水分率、细胞外液量、细胞内液量、基础代谢率（basal metabolic rate，BMR）、内脏脂肪等级、体型等。

c. PET-CT：根据机体器官、组织及病灶对葡萄糖的摄取情况（SUV 值），了解机体器官、组织及病灶的代谢水平。但由于价格昂贵，其应用受到限制。

d. 其他影像学检查：双能 X 线、MRI、CT、B 超用于测定人体不同组成成分，如肌肉、脂肪、水分。实际工作中选择其中的任何一种方法均可。B 超由于经济实用，可能更具优势。

归纳了三级诊断的常用方法及其内容，见表 6。

表 6　三级诊断的常用方法及其内容

病史采集	体格体能检查	实验室检查	器械检查
● 现病史 ● 既往史 ● 膳食调查 ● 健康状况自我评分 ● 生活质量评分 ● 心理调查	● 体格检查 ● 人体学测量 ● 体能测定	● 血液学基础 ● 炎症反应 ● 激素水平 ● 重要器官功能 ● 营养组合 ● 代谢因子及产物	● 代谢车 ● 人体成分分析 ● PET-CT ● 其他影像学检查

(4) 适用对象、实施时机与实施人员

① 适用对象：理论上，任何营养不良的患者都应该进行综合评价。但是，在实际工作中，基于卫生经济学及成本 – 效益因素考虑，轻、中度营养不良患者可不常规进行综合评价，重度营养不良患者应该常规实施综合评价。

② 实施时机：一般来说，综合评价应该在入院后 72h 内完成。

③ 实施人员：由不同学科人员实施。

(5) 注意事项

① 方法选择：由于医院的条件不同，以及患者的情况各异，对不同患者进行综合评价时，应该充分考虑医院条件、患者的病情特点及社会经济能力，平衡需要与可能、理想与现实，因地制宜、因人制宜、因病制宜，选择合适的个体化综合评价方案。

② 后续处理：对综合评价发现异常的患者，要实施综合治疗，包括营养教育、营养补充、炎症抑制、代谢调节、体力活动、心理疏导等。此时，常规的营养支持力不从心，而免疫营

养、代谢调节治疗、精准或营养治疗恰逢其时。防治严重营养不良要多管齐下,确切的原发治疗是前提,规范的营养支持是基础,合理的代谢调节是关键,有效的炎症抑制是根本。从而达到抗消耗、抗炎症、抗疾病及增强免疫4个目的。

6. 如何进行中西医结合营养不良诊断?

中西医结合营养不良的诊断需要依托相应的中西医结合病机理论来进行指导。营养不良是一种代谢紊乱性疾病,我们团队前期创建了营养不良"虚、毒、瘀"病机代谢重编程理论,为营养不良的中西医结合定量诊断和治疗奠定了理论基础。

该理论认为,"虚、毒、瘀"是营养不良的核心病机,分别取象类比组织细胞、脏腑和机体能量代谢、物质代谢和输泄代谢障碍,通过临床信息、代谢重编程特征的检测和分析,就可以对营养不良进行中西医结合量化诊断,图3为肿瘤患者伴营养不良核心病机代谢重编程病机理论示意图。

但是,我们首先需要明确营养不良"虚、毒、瘀"核心病机的代谢重编程特征,绘制核心病机代谢重编程图谱,并采用复杂性科学架构、计算机模拟技术,构建该理论模型,通过模型与患者证候、代谢重编程特征结合,即可以获得患者营养不良的量化值,并指导营养治疗。

7. 西医营养不良如何进行分型?

营养不良有多种分型方法,详细介绍如下。

(1)根据营养素分型:20世纪60年代的非洲灾荒发生后,WHO提出营养素摄入情况,将营养不足分为能量缺乏型与蛋白质缺乏型两种,该方法是基于公共卫生领域营养不良的人群分类

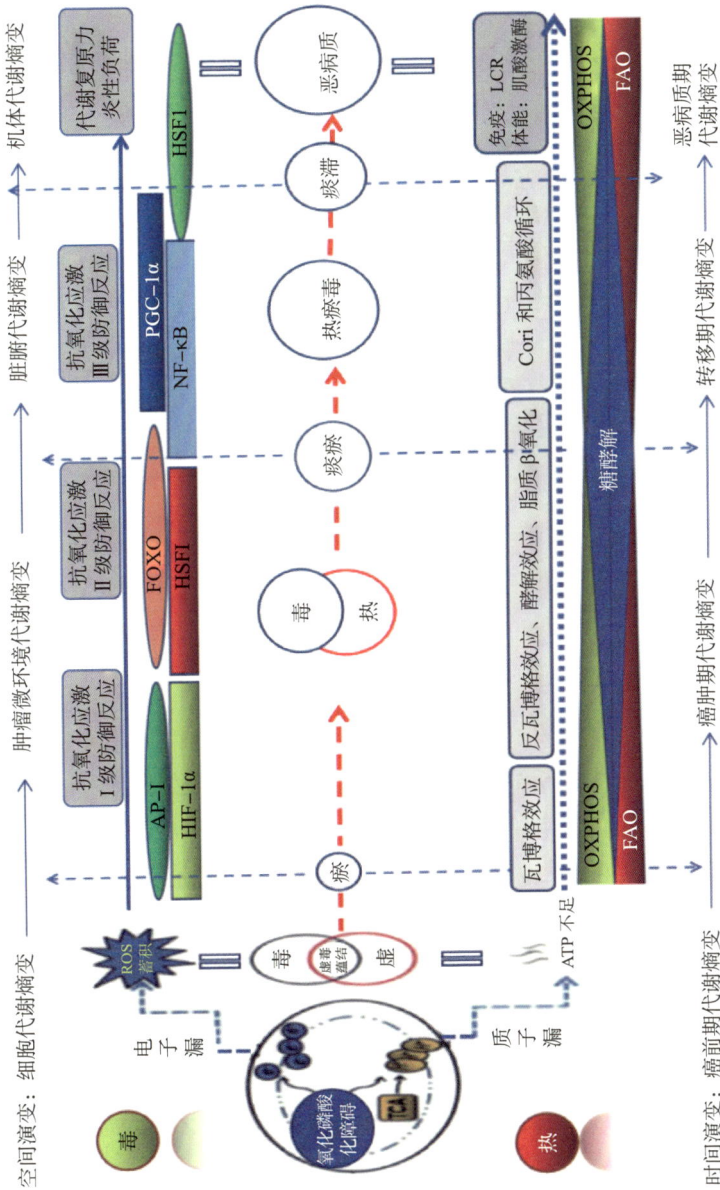

▲ 图 3 肿瘤患者伴营养不良 "虚、毒、瘀" 病机代谢重编理论示意

的，导致营养不良的常见原因是天灾（极端天气导致的农业减产）和人祸（战争或冲突）。

① 能量缺乏型：以能量摄入不足为主，表现为皮下脂肪、骨骼肌显著消耗和内脏器官萎缩，称为消瘦型营养不良，又称 Marasmus 综合征。能量缺乏型营养不良的主要特征为严重体重丢失，其原因是体内脂肪储备被大量消耗。

② 蛋白质缺乏型：蛋白质严重缺乏而能量摄入基本满足者，称为蛋白质缺乏营养不良，又称为水肿型营养不足、Kwashiorkor 综合征、恶性（蛋白质）营养不良，其主要特征是外周组织水肿及腹水。其中，因长期服用劣质奶粉（蛋白质不足）而导致的大头婴儿，就是一种典型的 Kwashiorkor 综合征。

③ 混合型：数十年的临床实践证明，WHO 提出的上述两型概念没有帮助临床识别和诊断营养不良，因为临床上的营养素缺乏都是混合的。有鉴于此，Waterlow J.C. 等提出了混合型营养不良的概念，即通常所称的蛋白质 - 能量营养不良（protein-energy malnutrition，PEM），又称为 Marasmic Kwashiorkor 综合征，主要特征为缺乏能量和蛋白质，是医院最常见的一种类型。

根据国际上最新的营养不良定义，将营养不足统称为蛋白质 - 能量营养不良（protein-energy malnutrition，PEM），分为两型：① Marasmus 综合征，能量和蛋白质摄入不足，临床上患者突出表现为消瘦；② Kwashiorkor 综合征，蛋白质严重缺乏而能量摄入基本满足，患者的典型症状表现为浮（水）肿。临床上，二者常常合并存在，即能量摄入不足常常伴随蛋白质不足，蛋白质摄入不足也常常伴随能量摄入不足，单一的能量或蛋白质摄入不足几乎不存在。

(2) 根据炎症分型：2010 年，Jensen G.L. 等国际共识与指南专家委员会成员提出建议，将炎症引入临床营养不良的分类中，分为没有炎症和有炎症的营养不良，后者又分为急性炎症和慢性炎症两类。该分类方法是以北京医院中成人患者的营养不良情况为基础，而导致这类患者营养不良的原因是疾病或创伤。

①饥饿相关性营养不良：是一种没有炎症反应的慢性饥饿，如神经性厌食。该条件下，营养不良的病理生理特征是合成代谢及分解代谢下降、脂肪丢失。增加营养摄入即可完全逆转脂肪及LBM（氮）减少，改善不良临床结局。

②急性疾病或创伤相关性营养不良：伴有严重的急性炎症反应，如严重感染、烧伤、创伤及闭合性颅脑损伤。该条件下，营养不良的病理生理特征为 REE 升高、分解代谢加速、LBM（氮）丢失增加。营养支持的目的是维护重要器官功能，保护宿主反应。单独的营养支持只能部分逆转或预防肌肉蛋白质丢失，因此需要抑制炎症、调节代谢。免疫营养素的应用恰逢其时。

③慢性疾病相关性营养不良：伴有轻度、中度慢性炎症，如慢性器官功能不全、恶性肿瘤、风湿性关节炎、肌肉减少性肥胖。该条件下，营养不良的病理生理特征介于上述两者之间。营养治疗是整个治疗计划中的有机部分，可以有效地增强药物的治疗效果。

(3) 根据代谢状况分型：为了更好地指导临床治疗，中国抗癌协会肿瘤营养与支持治疗专业委员会提出应该对营养不良进行四维度分析，包括能量消耗、应激、炎症及代谢，从而将营养不良分为高能耗型与低能耗型，有应激的与无应激的，有炎症反应的与无炎症反应的，有代谢紊乱的与无代谢紊乱的，见图4。有应激，不一定有炎症，轻度、短期应激不一定导致炎症；有炎症，必定有应激，能量消耗必然升高；有炎症，不一定有代谢紊

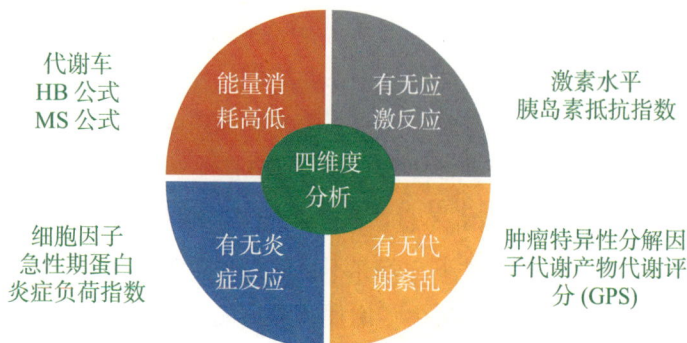

▲ 图 4　营养不良四维度分析

乱，轻度、短期炎症不一定导致代谢紊乱；有代谢紊乱，必定有炎症。四者呈现一种层次递进的关系。

8. 中医和西医诊断分析营养不良各有何优势和缺陷？

中西医对营养不良的诊断和分析各有优势和缺陷。西医诊断营养不良的优势主要体现在精准化、标准化和可量化，有利于指导营养不良患者进行精准的营养治疗；缺陷是缺乏整体观和辨证优势，不利于指导个体化的营养治疗。中医营养不良诊断主要是体质、证候和病机诊断，具有整体观和辨证论治优势，但难以精准和量化。因此，有必要对营养不良进行中西医结合的诊断和分析。

9. 如何估算每日营养需要量？

无论在疾病状态还是健康状态，身体每日所需的营养量都是有限制的。每日摄入的能量过多，多余的能量就会转化为脂肪储存起来，容易引起肥胖，以及其他生活习惯病。相反，若摄取的营养过少，则会导致身体消瘦，直接影响身体健康。只有科学合理地摄入营养，才能保持健康状态或从疾病中逐渐康复。我们应该知道适合自己的营养能量值，并参照饮食摄入标准，制订出适合自己的每日膳食计划，同时注意疾病状态下还需要参考疾病下的应激反应系数。以下为正常健康人群的营养需要量计算方法，见图 5、表 7。

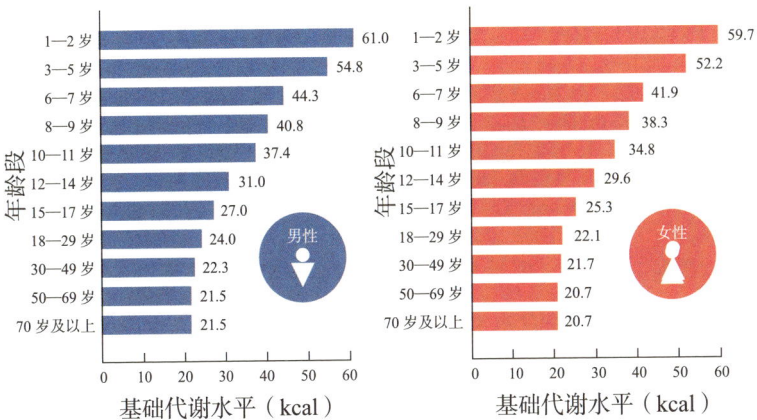

▲ 图 5　不同性别及各年龄段的基础代谢水平（每日每千克基础代谢量的标准）

表 7　身体活动水平 *

Ⅰ（低）	在日常生活中，坐着工作的时间较长，身体大部分时间处于安静状态。以事务工作为主
Ⅱ（正常）	以坐着工作为主，但由于上下班或工作要求，可以走路或接待顾客等。每天也会做一些家务和简单的运动
Ⅲ（高）	工作中经常走动或以站着工作为主。有运动的习惯

*.身体活动水平通常用数值来表示，身体活动包括工作、家务等的"日常活动"与走路等的"运动"

第一步：基础代谢水平乘以实际体重可以得出基础代谢量。

基础代谢水平（kcal）× 体重（kg）= 基础代谢量（kcal）

基础代谢量是一个人维持生命活动所需的最低能量，主要用于呼吸、维持体温、消化、吸收及血液循环等。

第二步：用基础代谢量乘以身体活动水平。

基础代谢量（kcal）× 身体活动水平（1.50～2.00）=
每日必需的能量值（kcal）

举例：40岁、男性、体重70kg、在身体活动水平Ⅱ的情况下每日必需的能量值如下。

22.3（kcal）× 70（kg）= 1561（kcal）
1561（kcal）× 1.75 = 2731.75（kcal）

约消耗2731kcal。

第三步：按照三大宏量营养素在每日所需能量中的占比，蛋白质10%、脂肪30%、碳水化合物60%的比例计算出每日各自需要量。

蛋白质：2731（kcal）× 10%/4（kcal）= 68.275（g）

脂肪：2731（kcal）× 30%/9（kcal）= 91（g）

碳水化合物：2731（kcal）× 60%/4（kcal）= 409.65（g）

微量营养素包含维生素和矿物质无须计算，可根据年龄段参考《2023版中国居民膳食营养素参考摄入量》。

10. 如何计算 BMI ？

BMI 是英文 Body Mass Index 的缩写，中文为身体质量指数，简称体质指数，又称体重指数，是用体重（以 kg 为单位）除以身高（以 m 为单位）的平方得出的数字。例如，体重 65kg，身高 1.7m，$BMI=65/1.7^2=22.49kg/m^2$。BMI 值是国际上常用的衡量人体胖瘦程度，以及是否健康的一个标准，见表 8。

表 8　基于 BMI 值的人体胖瘦程度判定标准

人体胖瘦程度	消瘦	正常值	超重	肥胖
BMI	$<18.5kg/m^2$	$18.5\sim23.9kg/m^2$	$24\sim27.9kg/m^2$	$>28kg/m^2$

11. 营养风险筛查的目的是什么？

营养风险筛查是临床营养管理的第一步，临床营养管理的核心目标是对存在营养风险或营养不良的患者，通过规范化的营养支持治疗，改善患者的临床结局和成本效果比，提高其生活质量。营养风险是指营养相关因素对患者临床结局（如感染相关并发症、理想和实际住院日、质量调整生命年、生存期等）造成不利影响的风险。营养风险实际上是与临床结局相关的风险，并非"营养不良的风险"。为达到这一目标，需由经过培训的医师、护师或临床营养（医）师对所有住院患者在入院 24h 内进行营养风险筛查，判断其是否有营养风险，即是否是有营养支持治疗的适应证；对营养风险筛查阳性，即有营养风险的患者，要进一步通过营养评定做出营养诊断，并制订个体化营养支持治疗方案。

12. 营养不良的发生率高吗？

流行病学数据显示，30%～50% 的住院患者存在营养不良，重症监护室（ICU）的患者发生率更高，这也是此类患者预后不良或死亡的独立风险因素。中国抗癌协会肿瘤营养专业委员会发布的《常见恶性肿瘤营养状态与临床结局相关性研究》的研究结果显示，我国三级甲等医院住院肿瘤患者整体营养不良的发生率高达 80%，而营养不良肿瘤患者的营养治疗率只有 34%，前者显著高于发达国家和地区，而后者显著低于发达国家和地区。老年人群营养不良患病率较高，国外流行病学调查显示，欧洲约 1/4 的 65 岁及以上的老年人存在营养不良高风险。此外，不同生活环境中老年人群营养不良的患病率不同，一般以社区最低，为 8.5%，而医院或养老院患病率相对较高，分别为 28.0% 和 17.5%。

13. 营养不良是如何导致的？

目前，营养不良的定义在世界范围内尚不统一，我国营养不良（malnutrition）的定义为由于摄入不足或利用障碍，引起能量或营养素缺乏的状态，进而导致人体组成改变，生理和精神功能下降，可能会导致不良的临床结局（包括住院时间延长、并发症增加、住院费用增加、死亡率增加等）。在理论上，营养不良只是一种营养缺乏状态，而在住院的肿瘤患者中，营养不良的发生率高达 40%～80%，常发生于胃癌、食管癌、胰腺癌、肝癌、胆道癌、口腔癌、喉部、肺癌、肠癌等。其中 50%～80% 的肿瘤患者会进一步发生恶病质，20% 的肿瘤患者直接死因是营养不良和恶病质，而非肿瘤自身引起。

原因主要包括肿瘤因素（肿瘤细胞夺取并消耗了大部分机体正常代谢所需的营养物质；肿瘤细胞释放的一些代谢产物，引起患者恶心、呕吐、味觉嗅觉异常、厌食，导致能量摄入及利用率显著下降；肿瘤释放的炎症介质会导致机体糖、脂肪、蛋白质代谢异常，包括能量的消耗增加和利用效率低，机体贮存的脂肪迅速丢失，肌蛋白过度分解）、治疗因素（手术治疗的术前禁食，术后较长一段时间内无法正常进食都会影响患者摄入食物，且手术创伤造成的应激反应，使机体分解代谢和能量消耗增加，机体分解肌肉和脂肪；放化疗或靶向药引起的胃肠道反应，如食欲减退、恶心呕吐、腹泻等，进食量减少）、疼痛和心理因素（肿瘤患者的癌性疼痛作为一种应激源，促进机体代谢，导致营养不良。此外，患者的负面心理，如恐惧、抑郁、绝望等，引起胃肠功能紊乱，食欲下降，摄入量减少，导致营养不良）。

14. 营养不良的危害有哪些？

营养不良会给患者带来严重后果，例如导致患者对治疗耐受性降低、延迟放化疗时间、影响伤口愈合、术后发生感染等。同时营养不良也会损伤胃肠道功能、降低心肺功能、降低免疫功能、导致骨质疏松、发生肌肉萎缩，甚至引起精神抑郁。因此，营养不良会直接降低患者的生活质量，影响治疗效果，甚至缩短生存期，应该受到每一位患者、家属及临床医务人员的重视。

15. 什么是家庭营养支持？

家庭营养支持是指病情相对稳定的患者出院后在家中继续接受的营养支持，满足患者疾病康复所需的营养需求，是医院内营养治疗的重要延伸。将单一的治疗方式丰富为多形式的治疗方案，以患者为中心，参与人员不仅包括临床营养师、专科医生、社区医生和护士，患者家属也应积极参与进来，提高依从性，减少再入院的可能。适用于常见慢性疾病，如肿瘤、消化不良 IBD、慢性肾功能不全、消瘦、肥胖等；可能存在营养风险或营养不良的人群，如围术期或术后康复、肺部感染、吞咽障碍人群；特殊人群，如老年人、婴幼儿、青少年、备孕女性、孕妇、乳母；其他存在营养相关问题的人群。

16. 什么是中国居民平衡膳食宝塔？

中国居民平衡膳食宝塔是根据中国居民膳食指南，结合中国居民的膳食结构特点设计的（图6）。把平衡膳食的原则转化为各类食物的重量，并以直观的宝塔形式表现出来，便于老百姓理解和日常应用。膳食宝塔分为五层，从下往上依次为水及谷、薯类

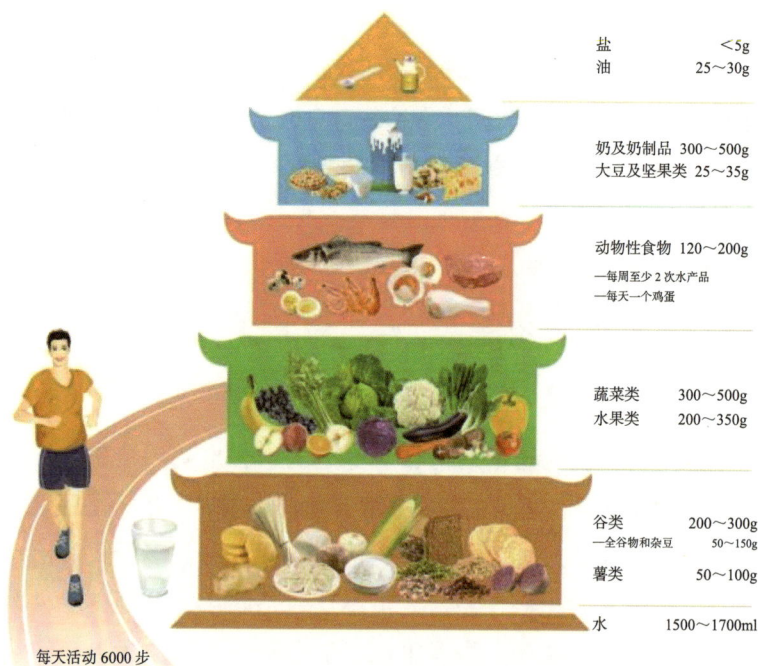

盐　　　　　　　　<5g
油　　　　　　　25～30g

奶及奶制品　300～500g
大豆及坚果类　25～35g

动物性食物　120～200g
—每周至少2次水产品
—每天一个鸡蛋

蔬菜类　　　300～500g
水果类　　　200～350g

谷类　　　　200～300g
—全谷物和杂豆　50～150g
薯类　　　　50～100g

水　　　　　1500～1700ml

每天活动6000步

▲ 图6　中国居民平衡膳食宝塔（2022）

层；蔬菜水果层；动物性食物层；奶、大豆及其制品和坚果层、油盐调料层。宝塔各层的位置和面积都不同，这在一定程度上反映出各类食物在膳食结构中的地位和应占的比重。

参考文献

[1] SÁNCHEZ-RODRIGUEZ D, ANNWEILER C, RONQUILLO-MORENO N, et al. Clinical application of the basic definition of malnutrition proposed by the European Society for Clinical Nutrition and Metabolism (ESPEN): Comparison with classical tools in geriatric care[J].Arch Gerontol Geriatr, 2018, 76: 210-214.

[2] LEIJ-HALFWERK S, VERWIJS M H, VAN HOUDT S, et al.Prevalence of protein-energy malnutrition risk in European older adults in community, residential and hospital settings, according to 22 malnutrition screening tools validated for useinadults ≥65 years: A systematic review and meta-analysis [J]. Maturitas, 2019, 126: 80-89.

[3] CRICHTON M, CRAVEN D, MACKAY H, et al. A systematic review, meta-analysis and meta-regression of the prevalence of protein-energy malnutrition: Associations with geographical region and sex [J]. Age Ageing, 2019, 48(1): 38-48.

第 3 章
中西医结合营养治疗的通路及途径

1. 中西医结合营养治疗有哪些方法?

中西医结合营养学是指将中医的饮食理论与西医的生理学、生物化学等基础知识相结合,来研究营养物质、人体生长发育及疾病发生发展关系的一门学科。中西医结合营养治疗的方法主要包括以下三点:首先,需要明确中西医结合营养治疗的理论体系与基本原则,这可以为医患双方提供理论指导和循证依据。其次,临床上常用的中西医结合营养治疗方法包括口服、鼻胃管、鼻肠管、食管支架、经皮内镜下胃/空肠造口术、空肠造口术、中心静脉置管、外周静脉置管、经外周静脉中心静脉置管及输液港等多种途径。最后,对于营养不良患者的全程管理也是非常重要的,包括营养不良的全程评估、院内及院外的跟踪随访、营养处方的调整、疑难病例的 MDT 多学科讨论,以及营养不良患者的心理辅导等多个方面。

2. 营养治疗的五阶梯方案是什么?

为了规范合理地进行临床营养治疗,中国抗癌协会肿瘤营养专业委员会提出了营养治疗的五阶梯方案(图 7)。营养治疗的五阶梯依次是:饮食 + 营养教育、饮食 + 口服营养补充(ONS)、全肠内营养(TEN)、部分肠内营养 + 部分肠外营养(PEN+PPN)、全肠外营养(TPN)。营养不良患者应该在专业医生的指导下遵循

第五阶梯　全肠外营养（TPN）

第四阶梯　部分肠内营养 + 部分肠外
营养（PEN+PPN）

第三阶梯　全肠内营养（TEN）

第二阶梯　饮食 + 口服营养补充（ONS）

第一阶梯　饮食 + 营养教育

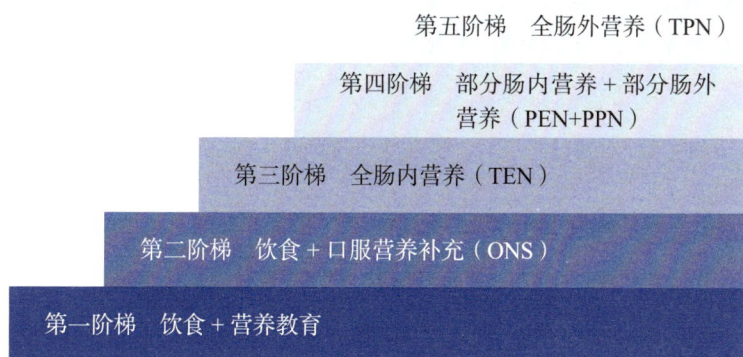

▲ 图 7　营养治疗的五阶梯

由下向上的阶梯原则，进行逐步递进的营养治疗，一般建议当目前阶梯治疗方案不能满足营养不良患者 60% 目标能量需求 3～5d 时，可以选择上一阶梯治疗方案。

3. 什么是肠内营养？

肠内营养是经胃肠道提供代谢所需的营养物质及其他各种营养素的营养支持方式，其特点是价格便宜、使用方便、合乎生理。肠内营养制剂按照氮源可以分为三大类，即氨基酸型、短肽型和整蛋白型。氨基酸型无须消化可以被直接吸收，短肽型稍加消化即可吸收，整蛋白型需要患者有健全的消化吸收功能才能使用。肠内营养的治疗途径有口服和管饲两种，其中管饲又包括鼻胃管、鼻肠管、胃造瘘管和空肠造瘘管。

4. 肠内营养的适应证有哪些？

肠内营养主要适用于不能进食足够数量的食物以满足机体营养需求，同时胃肠道功能尚存的患者。主要包括：①高分解代谢：严重感染、手术、创伤及大面积烧伤患者；②意识障碍或昏迷，无进食能力者；③消化道疾病稳定期：消化道瘘、短肠综合征、溃疡性结肠炎、克罗恩病及胰腺炎等；④慢性消耗性疾病：结核、肿瘤等；⑤纠正和预防手术前后营养不良。

5. 肠内营养的优势有哪些?

肠内营养应用广泛，主要优势有：①营养物质经胃肠道吸收，更符合人体生理；②肠内营养能够更好地维持肠道功能，减少肠道细菌移位及肠源性感染的发生；③肠内营养的并发症相对较少，程度较轻，使用相对较安全；④肠内营养粉或营养液价格便宜、使用方便，容易购买。正因为肠内营养有以上优势，所以被国内外营养治疗指南共同推荐，只要肠道功能允许，首选肠内营养治疗。

6. 肠内营养的具体方法有哪些?

肠内营养的具体方法选择，应根据患者的年龄、胃肠道解剖和功能、预计肠内营养时间和误吸风险等因素综合考虑。具体方法有口服和管饲，管饲又包括鼻胃管、鼻肠管、胃造瘘管和空肠造瘘管。①鼻胃管主要用于胃肠功能正常，经短时间管饲即可过渡到口服饮食的患者；②鼻肠管主要适用于肠道功能正常而胃功能受损，同时误吸风险较高的患者；③胃造瘘管可以经手术或经皮内镜完成置管，主要适用于肠内营养时间超过 6 周且胃排空良好的患者；④空肠造瘘管可以经手术或经皮内镜完成置管，主要适用于肠内营养时间超过 6 周且有误吸风险者。肠内营养应遵循从少到多、由慢到快、由稀到浓的原则，使肠道更好地适应。大量文献报道，早期肠内营养有助于保留肠道黏膜屏障功能和免疫功能、增强神经内分泌功能、降低感染率及死亡率、加速伤口愈合、缩短住院时间。

7. 肠内营养的干预时机是什么时候?

术前评估有严重营养风险或存在中、重度营养不良的患者，建议手术前给予 7~14d 营养治疗，有利于降低术后并发症发生率及病死率。手术前夜和术前 2h 给予大手术患者一定量碳水化合物，可以减轻术后胰岛素抵抗、减少骨骼肌分解、有助于患者加速康复。术后小肠的吸收功能在术后 6~12h 内开始恢复，胃的功能恢复需要 1~2d，因此术后 24h 内开始给予肠内营养在临床上是可行的。《加速康复外科围术期营养支持中国专家共识（2019 版）》推荐所有接受 4 级手术的患者，术后应口服补充营养 4~8 周，对于严重营养不良的患者、术后住院时间长或 ICU 住院时间较长的患者，术后应口服补充营养 3~6 个月。

8. 肠内营养的并发症及处理方法有哪些?

临床上常见的肠内营养并发症主要包括机械性并发症、感染性并发症、胃肠道并发症及代谢性并发症四个方面。

(1) 机械并发症与喂养管的质地、粗细及置管方法、部位有关，主要包括鼻、咽及食管损伤、喂养管堵塞、喂养管拔除困难、造口并发症等，见表 9。

表 9 机械性并发症的产生原因及防治原则

机械性并发症	原因	防治原则
鼻咽及食管损伤	• 喂养管粗而质硬 • 长期留置 • 管道压迫太紧	• 改用较细、质软的喂养管 • 改用胃造口或空肠造口方式 • 经常检查局部，做好口鼻部护理
喂养管堵塞	• 冲洗不够 • 喂养管口径过小 • 经常经喂养管给予不适当的药物	• 每次输注后或每输注 2~8h 用 20~50ml 清水冲洗 • 选择合适口径喂养管，使用喂养泵持续匀速输注 • 尽可能应用液体药物，经管给药前后均需用约 30ml 水冲洗以防堵管，给药时暂停肠内营养
喂养管拔除困难	• 长期使用 • 不适当过紧固定造口管 • 喂养管扭结	• 改用胃造口或空肠造口方式 • 剪断造口管，使其远端由肠道排出 • 移动喂养管到咽喉部，在扭结处切断，管道扭结处由口腔取出或使其远端由肠道排出
造口并发症	• 造口管与胃肠壁固定不紧造成出血和胃肠液外溢 • 造口后肠壁和管道未与腹壁固定造成喂养管脱出 • 造口旁腹壁皮肤消毒、护理不当	• 妥善固定 • 注意皮肤消毒及护理

(2) 感染性并发症主要包括营养液的误吸和污染两方面，见表 10。

表 10　感染性并发症的产生原因及防治原则

感染并发症	原　因	防治原则
营养液误吸（主要表现为吸入性肺炎）	• 床头未抬高 • 喂养管位置不当 • 喂养管太粗 • 胃排空延迟或胃潴留 • 患者高危因素（如体弱、昏迷、神经肌肉疾病等）	• 输注中床头抬高 30°～45° • 调整喂养管位置 • 选择较细较软的喂养管 • 减慢输注速度 • 改用胃造口或空肠造口等方式，有效地避免或缓解其发生
营养液污染	• 配制过程污染 • 输液器械不清洁 • 储存温度过高，时间过长 • 输注时间过长 • 患者口腔不清洁等	• 严格遵守无菌配制原则 • 已打开的制剂室温下 12h 内一般不会有细菌生长，冰箱（4℃下）可保存 24h • 建议输注时间<8h

(3) 胃肠道并发症是肠内营养支持治疗中最常见的并发症，也是影响肠内营养实施的主要因素，主要表现为腹胀、腹泻、肠痉挛、恶心、呕吐、便秘等。其原因与防治原则见表 11。当患者出现肠痉挛时，应首先鉴别是否存在机械性或麻痹性肠梗阻，如果存在应及时停止肠内营养，否则按腹胀处理。

(4) 代谢性并发症主要表现为液体电解质、维生素及微量元素的缺乏或过多，最常见的是水中毒、高糖血症、低糖血症及高钠血症性脱水，见表 12。

9. 肠内营养堵管的处理方法有哪些?

肠内营养使用过程中经常发生堵管的情况，预防及处理方法如下：①使用合适的营养管及营养液，保持适宜的输入速度，使用肠内营养泵输入营养液。②定期冲洗管道，连续输注营养液时，每 4～6h 应用温水冲洗喂养管一次，每日输入完毕后，应冲

表 11　胃肠道并发症的产生原因及防治原则

胃肠道并发症	原因	防治原则
腹胀、腹泻 （与管饲有关）	• 膳食纤维摄入不足 • 高渗配方 • 冷的配方 • 快速输注 • 微生物感染 • 胃排空迅速 • 糖类吸收不良 • 不耐受乳糖 • 脂肪吸收不良	• 选用含膳食纤维配方 • 选用等渗配方或调至等渗 • 将配方稍加温 • 从小剂量、低浓度开始，根据耐受慢慢加量 • 规范操作 • 延缓胃排空 • 选用水解程度高的配方 • 选用不含乳糖的配方 • 选用低脂配方
腹胀、腹泻 （与管饲无关）	• 同时进行药物治疗，如抗菌药物引起的菌群失调 • 低蛋白血症引起口腔黏膜炎萎缩症 • 胃肠道功能障碍的其他疾病，如短肠综合征、胰腺炎	• 停用相关药物 • 静脉补充白蛋白纠正低蛋白血症，同时 EN 从小剂量、低浓度开始 • 必要时补充胰酶；改用要素型制剂；加用补充性肠外营养
恶心、呕吐	• 胃潴留 • 快速输注高渗配方 • 配方的气味 • 配方脂肪含量过高 • 不耐受乳糖	• 抬高床头，加用胃动力药，改变喂养途径 • 选用等渗配方或调至等渗 • 选用整蛋白配方 • 选用低脂配方 • 选用不含乳糖的配方
便秘	• 脱水 • 膳食纤维摄入不足 • 长期卧床	• 注意出入量平衡 • 选用富含膳食纤维的 EN 制剂 • 鼓励患者适当活动

表 12　代谢并发症的产生原因及防治原则

代谢并发症	原　　因	防治原则
高渗脱水	• 高渗和高蛋白质配方 • 气切或机械通气，昏迷 • 严格限水	• 尽可能选用等渗配方或调制等渗 • 监测出入量，适当增加摄水量
水潴留	心、肾、肝功能不全	监测出入量，严格限制摄水量
高钾血症	• 配方中钾含量偏高 • 患者肾功能不全	监护血钾水平调整EN配方
低钾血症	• 心肾肝功能不全而限制钾摄入 • 应用胰岛素时未考虑钾转移	监护血钾水平调整EN配方
高碳酸血症	• 慢阻肺患者二氧化碳排出困难	调制糖类摄入量
高血糖	• 配方中糖含量偏高 • 糖尿病患者 • 应激状态	选用糖尿病专用配方，胰岛素控制
低血糖	突然停止EN	缓慢停止EN或过渡性减停
微量元素异常	配方中微量元素不足	调整EN配方
维生素和必需脂肪酸缺乏	长期用低脂配方	适当补充必需脂肪酸及脂溶性维生素
肝功能异常	肝代谢负荷	停药或减量后可恢复

洗管道。③如需通过管道给药，需要充分碾磨药物，并注意药物和营养液的配伍禁忌。给药前后需要冲洗管道，以免药物与营养液发生反应。④发现管道堵塞后，可用温开水冲管，并配合冲、吸、挤、捏的方式交替进行。⑤冲管时可采用脉冲式方法冲管，可选择可乐、食醋、消化酶或者 5% 碳酸氢钠进行管路冲洗，也可以选择导丝疏通法进行处理。

10. 什么是肠外营养？

肠外营养是指从静脉为无法通过胃肠道摄入足够营养物质的患者，提供包括氨基酸、脂肪、碳水化合物、维生素及矿物质在内的营养素的治疗方法。所以营养素完全经肠外获得的营养治疗方式称为全肠外营养，经肠外途径提供部分营养素的营养治疗方式称为部分肠外营养，也称为补充性肠外营养。

11. 肠外营养有哪些适应证？

总的来说，凡是需要营养支持，但又不能或不宜接受肠内营养支持的患者均为肠外营养的适应证。具体而言，肠外营养主要适用人群包括：①重度营养风险或蛋白质营养不良，经口或经肠道营养素摄入不足的患者；②消化道功能障碍的患者，如短肠综合征、肠梗阻、消化道瘘、炎症性肠病、放射性肠炎等；③接受放化疗的营养不良患者；④无法进行或不能耐受肠内营养的重症胰腺炎患者。

12. 肠外营养有哪些优势？

肠外营养的优势有：①可调节补液配方，纠正体液丢失及电解质紊乱；②避免可能出现的肠内营养并发症；③为消化道功能障碍的患者提供营养途径；④肠外营养起效快，能够在短时间内纠正营养不良状态。

13. 肠外营养的输注途径有哪些？

临床工作中，肠外营养的给予往往需要选择合适的输注途径。短期肠外营养可以经外周静脉输注，外周静脉输注困难、使用高渗性营养液或者肠外营养治疗时间超过 7d 的患者可以选择中心静脉输注，包括中心静脉导管（CVC）、经外周静脉穿刺的中心静脉导管（PICC）、植入式输液港（IVPA）。外周静脉置管简便易行、方便护理、价格低廉。但长期接受肠外营养的患者，以及渗透压过高的液体，都不宜使用外周静脉输注。经皮穿刺中心静脉置管是将 CVC 经皮穿刺，导管尖端置入中心静脉的一种操作技术，置管方法包括锁骨下静脉置管、颈内静脉置管、隧道式中心静脉置管。PICC 是将输液导管由外周手臂的静脉插入，导管末端置于中心静脉的一种深静脉置管术。植入式静脉输液港是一种可以完全植入体内的闭合静脉输液系统，可采取经皮穿刺导管植入法或切开式导管植入法，其全部装置均埋于皮下组织，对患者日常生活影响小，使用寿命较长。

14. 什么是口服营养补充？

口服营养补充是肠内营养治疗的一种方式，指经口服途径摄入营养素，补充日常饮食的不足。口服营养补充的产品形式包括口服乳液、混悬液、固体和粉剂。口服营养补充是补充日常饮食的不足，而不是替代日常食物。中国抗癌协会肿瘤营养专业委员会建议以"3+3"模式实施口服营养补充，即在一日三餐之间进行口服营养补充，以避免对日常饮食的影响。通常每天至少通过口服营养补充提供 400～600kcal，才能更好地发挥口服营养补充的作用。

15. 什么是管饲？

管饲是指通过鼻胃管、鼻肠管、胃造口管或空肠造口管，为无法通过口服获得每日所需卡路里和营养素的患者提供营养的一种方式，包括鼻胃管管饲、鼻肠管管饲、胃造口管管饲、空肠造口管管饲、胃造口 – 空肠造口管管饲。适用于头颈部手术、食管及胃肠道手术、外伤严重昏迷、脑血管意外、烧伤或口服食物不能满足营养需要的患者。

16. 鼻胃管、鼻肠管的适应证有哪些？

鼻胃管是传统的肠内营养管饲途径，胃的容量大，而且对营养液的渗透压不敏感，因此适合各种营养配方。鼻胃管操作简便、管径较粗、不宜堵塞，可以作为克罗恩病连续肠内营养的治疗方式。但是使用鼻胃管的患者胃潴留的发生率较高，增加了呕吐、误吸和吸入性肺炎的风险。鼻肠管是在幽门后置管喂养，它直接通过幽门进入十二指肠或者空肠，使反流和误吸率大大降低。鼻肠管操作简便、效果可靠，临床上越来越多的危重患者选择鼻肠管进行肠内营养支持治疗。

17. 胃造口术、空肠造口术的适应证有哪些？

胃造口术用于较长时间不能经口进食的患者，这种方法接近正常进食，能供给人体所需的营养物质。胃造口术包括剖腹胃造口术、腹腔镜胃造口术、经皮内镜辅助胃造口术。空肠造口术包括剖腹空肠造口术、腹腔镜空肠造口术、经皮内镜辅助空肠造口术。空肠造口术能降低因营养液反流而引起的呕吐和误吸发生率，同时避免营养液对胃、十二指肠和胰腺的刺激，适用于重症胰腺炎、十二指肠瘘及胃潴留患者。

18. 什么是再喂养综合征?

再喂养综合征是指严重营养不良患者过快过量地摄入食物，而导致的一种危险结果，常见于重度营养不良或长期禁食患者，在恢复饮食前几日较易发生。在肠内营养和肠外营养的治疗过程中均可发生，以水电解质失衡、葡萄糖耐受性下降、低钾血症、低镁血症、低磷血症为特征，严重情况下可致患者死亡。预防再喂养综合征的方法有：①对于高危人群实施营养治疗时应该遵循"先少后多、先慢后快、先盐后糖、多菜少饭、逐步过渡"的原则，同时密切监测水电解质及代谢平衡，一周后再恢复至正常需要量；②禁止摄入含糖量多的食物与饮品，可用少糖奶制品替代；③禁止大量输入葡萄糖液，可用脂肪乳剂或氨基酸制剂，从而减少糖在热卡中的比例；④注意进行补磷、补钾、补充维生素 B_1 等治疗。

19. 什么是药膳食疗?

药膳是在中医药理论的指导下，将不同中药与某些具有药用价值的食物根据性味、功效、主治等特性进行配伍，并采用传统和现代科学技术加工制作，形成具有治疗疾病、保健强身、延年益寿等作用的特殊膳食。药膳具有药食同源、医养一体的特点，既能使人们享受到食物的营养价值，又具有预防和治疗疾病、促进机体健康的作用，重要的是其在口感上更易为大众接受。食疗是通过饮食的寒热温凉等特性，以及饮食的节制来调节人体阴阳、气血之平衡，脏腑、经络之功能，从而达到养身健体、防病治病目的的一种中医治疗方法。药膳是食物与药物的结合，更侧重于药物的治疗作用，而食疗更侧重于食物的调理作用。

20. 药膳制作的注意事项有哪些？

药膳制作的注意事项包括：①要找到疗效和口感的平衡点，既要保证药效，同时也要保证其外形、味道、口感更容易被大众接受，且方便储存、运输；②要实现药膳制作流程的标准化，保证药材食材的来源、使用数量及处理方式的统一；③要合理搭配，遵循中药配伍的原则，并根据不同体质和证候对中药及食材进行加减调整；④要注意药膳的安全性，以及食物与药物之间的禁忌关系，避免产生不良反应和毒性。

参考文献

[1] 赵嫒嫒，张梅. 肠内营养并发症及其护理的研究进展 [J]. 护理与康复，2012, 11(3): 222–224.

[2] 郭世峰，崔旭宇，危玲. 浅谈药膳的历史与发展 [J]. 中国民间疗法，2023, 31(14): 11–15.

[3] 郑宜南，张雯. 近 5 年中医药膳文献概述 [J]. 中医文献杂志，2022, 40(6): 88–89.

[4] 石汉平，刘明，江华. 中国成年患者营养治疗通路指南 [M]. 北京：人民卫生出版社，2022.

[5] 李楠，韩丽，郭伟. 肠内营养护理手册 [M]. 北京：化学工业出版社，2018.

[6] 刘明，石汉平. 中国恶性肿瘤营养治疗通路专家共识 [M]. 北京：人民卫生出版社，2018.

[7] 彭南海，黄迎春. 肠外与肠内营养护理学 [M]. 南京：东南大学出版

社 , 2016.

[8]　聂宏 , 李艳玲 . 医学营养学 [M]. 北京 : 中国中医药出版社 ,2021.

[9]　石汉平 , 凌文华 , 李增宁 . 临床营养学 [M]. 北京 : 人民卫生出版
　　社 , 2022.

[10]　吴国豪 . 临床营养治疗理论与实践 [M]. 上海 : 上海科学技术出版
　　社 , 2015.

[11]　张玉 . 营养支持临床药师技能与实践 [M]. 北京 : 人民卫生出版社 ,
　　2022.

第4章
不同系统疾病的中西医结合营养治疗

一、呼吸系统疾病的中西医结合营养治疗

1. 呼吸系统疾病患者需要营养治疗吗?

营养与呼吸系统两者密切相关,人体可将经呼吸系统从外界吸入的氧气,提供给全身各器官、组织和细胞,满足碳水化合物、脂肪、蛋白质、矿物质、维生素等各种营养素的代谢需要,同时经外界摄入及体内储存的各种营养素都具有满足肺、呼吸肌的做功和新陈代谢、组织修复和改善呼吸肌疲劳的作用。

呼吸系统疾病患者常伴有营养不良,其相关因素包括机体分解代谢增加、消化吸收功能障碍、营养物质摄入减少、社会心理和精神障碍、缺氧、全身性炎症、高龄等。在不同性别、年龄、身高、体重、BMI 的呼吸疾病患者中比较,60 岁以上、体重偏轻者营养风险发生率更高,且以男性患者居多。主要原因可能是呼吸系统疾病常见于高龄人群,且如慢性阻塞性肺疾病、呼吸衰竭、肺炎、肺结核等大多属于消耗性疾病,不但会导致呼吸系统疾病患者营养摄入不足,还会增加营养消耗。

呼吸系统疾病患者发生营养不良会影响患者的肺功能、生活质量及预后,导致住院时间延长、呼吸机使用时间延长、重症呼吸肌无力加重、感染增加、住院费用增加、治疗效果不佳等不良

后果，是导致患者病死的独立危险因素。早期发现呼吸系统疾病患者有营养风险和营养不良，应及时进行营养干预，这对患者的治疗及康复是至关重要的。

2. 病毒性肺炎患者的中西医结合营养治疗方法有哪些？

病毒毒力、个人易感性和抵抗力等是病毒性肺炎发病的关键，科学合理的营养膳食能有效改善营养状况、增强抵抗力，有助于病毒性肺炎的防控与救治。

普通型或康复期患者的营养膳食建议如下。①能量要充足。每天摄入谷薯类食物 250～400g，包括大米、面粉、杂粮等；保证充足蛋白质，主要摄入优质蛋白质类食物（每天 150～200g），如瘦肉、鱼、虾、蛋、大豆等，尽量保证每天一个鸡蛋，300g 的奶及奶制品（酸奶能提供肠道益生菌，可多选）；通过多种烹调植物油增加必需脂肪酸的摄入，特别是单不饱和脂肪酸的植物油，总脂肪供能比达到膳食总能量的 25%～30%。②多吃新鲜蔬菜和水果。蔬菜每天摄入 500g 以上，水果每天摄入 200～350g，多选深色蔬菜。③保证充足的饮水量。每天喝水 1.5～2.0L，多次少量，以饮白开水或淡茶水为主；饭前饭后的菜汤、鱼汤、鸡汤等也是不错的选择。④坚决杜绝食用野生动物，少吃辛辣刺激性食物。⑤对于食欲较差、进食不足、慢性病患者及老年人，可以通过营养强化食品、特殊医学用途配方食品或营养素补充剂，适量补充蛋白质及 B 族维生素、维生素 A、维生素 C、维生素 D 等微量营养素。⑥保证充足的睡眠和适量身体活动，身体活动时间不少于 30min，同时适当增加日照时间。

重症型患者常伴食欲下降，进食不足，使原本较弱的抵抗力更加"雪上加霜"，要重视危重症患者的营养治疗，为此提出序贯营养支持治疗原则：①少量多餐，每日 6～7 次进食利于吞咽和消化的流质食物，以蛋、大豆及其制品、奶及其制品、果汁、蔬菜汁、米粉等食材为主，注意补充足量优质蛋白质。在病情逐渐缓解的过程中，可摄入半流质状态、易于咀嚼和消化的食物，随着病情好转，逐步向普通膳食过渡。②如食物未能达到营养需求，可在医生或者临床营养师的指导下，正确使用肠内营养制剂（特殊医学用途配方食品）。对于无法正常经口进食的危重症型患者，可放置鼻胃管或鼻空肠管，应用重力滴注或肠内营养输注泵泵入营养液。③在食物和肠内营养不足或者不能的情况下，对于严重胃肠道功能障碍的患者，需采用肠外营养，以保持患者的基本营养需求。在早期阶段可以达到营养摄入量的 60%～80%，病情减轻后再逐步补充能量和营养素，直至达到全量。④患者营养方案应该根据机体总体情况、出入量、肝肾功能及糖脂代谢情况而制订。

中医药防控疫病具有独特的理论、丰富的实践经验、完备的适宜技术和简便的保健方法，倡导天人相应、扶正祛邪和三因（因人、因时、因地）制宜。中医学自古以来就有药食同源理论，强调膳食平衡、饮食多样，因病毒性肺炎患者后期病在肺脾，气津两伤，偶有余邪，所以注重开胃、利肺、安神、通二便。①有胃凉、怕冷等症状者，推荐食用生姜、葱白、芫荽等辛温散寒之品以温肺止咳、温胃散寒，忌西瓜等生冷寒凉的饮食，以免伤及脾肺。②有咽干、口干、心烦等症状者，推荐食用绿茶、豆豉、杨桃等，以清心除烦，剔除体内余热，忌食辣椒、羊肉等辛温燥热之品。③有咳嗽等症状者，推荐食用梨、百合等食物。④有食欲缺乏、腹胀等症状者，推荐食用山药、山楂、白扁豆、茯苓、葛根、莱菔子、砂仁等健脾行气之品，利水渗湿；忌食肥厚滋腻之物阻碍脾胃运化。⑤有便秘等症状者，推荐蜂蜜、香蕉、火麻仁等食品以润肠通便，忌食烧烤等燥烈伤津之物。⑥有失眠等症状者，推荐食用酸枣仁、柏子仁等养血安神之物。国医大师王琦院士根据国家药食同源目录，拟定了适合普通人群预防病毒性肺炎使用的药食同源方（金银花 10g、芦根 15g、白茅根 15g、藿香 10g、白芷 6g、草果 6g），具有清热解毒、芳香化湿、辟秽除浊之功效，可煎水代茶，每天 2～3 次，连续服用 2 周，也可制作成家庭药膳（双花固元防疫汤）服用，有较好的预防效果。

3. 慢性阻塞性肺病患者的中西医结合营养治疗方法有哪些?

营养不良是慢性阻塞性肺疾病（chronic obstructive pulmonary disease，COPD）患者常见的并发症。COPD 患者营养不良可引起全身和呼吸道局部免疫防御功能下降，淋巴细胞、巨噬细胞活力不足，免疫球蛋白和补体生成减少，引起呼吸道纤毛清除功能下降，细菌容易黏附支气管壁，加大呼吸道感染的机会。

对于 COPD 肥胖患者，应适当减重，给予低热量、高蛋白、低脂肪饮食，而对于恶病质或少肌症患者，应适当增加饮食摄入，调整饮食结构，给予高热量（但总热量应避免超过静息能量消耗的 2 倍）、高蛋白饮食。具体建议为：饮食中蛋白质热量占比为 15%～20%，热氮比为（100∶1）～（150∶1），脂肪热量占比为 30%～35%，并严格按照蛋白质热量占比、热氮比、脂肪热量占比，为患者制订个性化食谱，可依据患者喜好搭配多种饮食方案，且食谱需附有自制食品蛋白质交换份表，患者可根据需要自行调换，以保证饮食多样化；若患者年龄较高，咀嚼功能差，胃肠不能耐受，可采用肠外营养，针对进食困难者可采用鼻饲肠内营养。

针对 COPD 患者脏腑功能失调、身体抵抗力差、肺肾虚弱的特点，可选用以下补品，如莲子、百合、大枣、松子、核桃、动物心肺等。消化功能较差的患者，在饮食上宜选用清淡且易于消化的食品。中医学认为，梨子、枇杷、罗汉果、藕、萝卜、冬瓜、丝瓜、柿子、蜂蜜等有化痰清肺作用；紫苏、生姜、杏仁等有健脾益胃、散寒止咳的功效；菊花、桑叶、葛根、牛蒡子等有疏散风热、止咳化痰的功能；而海藻类食物，如海带、紫菜等有润肺止咳的疗效。患者应根据自身具体情况适当选用，对症治疗。

4. 呼吸系统肿瘤患者的中西医结合营养治疗方法有哪些？

肿瘤患者的营养代谢不同于普通人，近半数新确诊的肿瘤患者处于高代谢状态，机体的静息能量消耗增加，易导致营养不良或癌性恶病质。在呼吸系统肿瘤的治疗过程中，机体营养状况会受到更多复杂因素的影响，例如，手术治疗会导致营养需求增加，而术前长时间禁食、术后饮食摄入减少易导致营养状况下降；呼吸系统肿瘤放疗中放射野不可避免地涉及部分口咽、食管、胃等正常组织，进而影响患者的咀嚼、吞咽和消化等进食过程；化疗的细胞毒性作用是其抗肿瘤的基础，但同时也会对正常细胞形成干扰；加之靶免等新型抗肿瘤药物治疗所带来的相关不良事件，呼吸系统肿瘤患者在治疗过程中发生营养不良的概率大大增加。

对于在呼吸系统肿瘤治疗开始前就已经存在中、重度营养不良的患者，尤其是高龄、晚期、存进食障碍的患者，或在化疗过程中出现严重不良反应，预计不能进食时间＞7d 的患者，应及时进行营养治疗。对于肠内营养可达到正常营养需要量的肺癌患者，不推荐常规进行肠外营养治疗。当患者无法通过肠内营养（如严重放射性食管炎、严重恶心呕吐）获得足够的营养需要时，则应选择补充性肠外营养或全肠外营养。呼吸系统肿瘤患者，以肺癌患者为例，能量摄入目标量推荐为 25～30kcal/（kg·d）。蛋白质摄入量推荐为 1.2～2.0g/（kg·d）。

按中医学分析，肺癌患者总体属于气阴两虚、痰浊瘀毒体质，所以饮食上可以适当以化痰解毒、补气养阴类的食物或中药为主，化痰的食物有梨、萝卜、芋头、慈菇、荸荠、海带、紫菜、柑橘类的水果或水果皮、冬瓜、杏仁、薏苡仁、绿豆等；补气类食物可选择菌类，如香菇、蘑菇、黑木耳，还有小米、山药等；养阴类的食物有银耳、百合、莲藕、梨、蜂蜜、甘蔗等。

5. 呼吸系统肿瘤患者何种情况下使用 PEG 喂养?

呼吸系统肿瘤患者在下列情况下可以考虑使用 PEG 喂养。①脑转移患者：呼吸系统肿瘤，如肺癌患者在发病过程中，会出现不同程度的脑转移。非小细胞肺癌患者约有 1/3 会在病程中发生脑转移，小细胞肺癌患者出现脑转移的比率更高，接近 50%，有 EGFR、ALK 变异的患者脑转移的概率也会更大。当脑肿瘤持续压迫神经时，会导致严重的大脑损伤及缺氧性脑病，该类患者不能自主或者配合进食，此时 PEG 喂养是有效的可选途径之一。②纵隔型肺癌或纵隔、肺门淋巴结转移患者：据文献报道，肺癌伴纵隔淋巴结转移发生率在 30%～40%，纵隔肿瘤或者转移瘤严重者可导致上消化道受压狭窄，吞咽障碍不能进食，PEG 喂养可以有效避开食管外压型狭窄的问题。③肿瘤侵犯，或者因手术、放化疗等治疗出现食管气管瘘或者不能经口进食患者，该类患者进食后呛咳、吸入性肺炎发生率高，PEG 喂养可以有效避免误吸、呛咳、感染问题，同时保障肠内营养途径通畅。④合并有胃食管反流、严重烧伤、严重先天性心脏病、厌食症等患者，PEG 置管后，除了能补充以上患者的肠内营养，同时经造瘘管置入空肠营养管可用来预防严重胃食管反流引起的吸入性肺炎。

6. 呼吸系统疾病的常见中医辨证及食养方有哪些？

呼吸系统疾病单纯地服用药物很难达到理想的治疗效果，在日常生活中，配合适当的食疗方法，可以达到事半功倍的功效。根据中医学八纲辨证，介绍了几种行之有效的呼吸病食疗方法，具体如下。

(1) 肺气虚证：表现为咳嗽无力，咯痰清稀，气短懒言，神色疲惫，面色淡白，怕风，容易出汗，容易感冒。

推荐药膳：①黄芪炖母鸡，用到的食材有：黄芪 12g、母鸡 1 只、适量食盐。黄芪具有补气、升阳、固表止汗的作用，又归于脾经、肺经，可以很好地治疗肺气虚证。母鸡肉可以滋阴补虚、益肾补精，增强身体免疫力，对于黄芪的补气作用起到了辅助作用。②太子参鸽蛋汤，用到的食材有：太子参 10g、鸽蛋 3 个、盐。太子参和人参一样，都具有补气的作用，只是太子参形状更加小巧，补气作用较人参更柔和，更适合长期患病的肺气虚证患者。鸽子蛋也具有滋补的作用，还能够改善贫血。血为气之母，贫血得以改善，人体的气也就得以充实。

(2) 痰热壅肺证：表现为咳嗽气喘，咳黄稠痰，胸闷胸痛，伴有口渴，尿少色黄，舌苔黄腻，大便干燥。

推荐药膳：①鱼腥萝卜汁，用到的食材有鱼腥草 50g、萝卜 500g、陈皮 20g。鱼腥草归肺经，可以清热解毒、消痈排脓，对于痰热壅肺具有很好的治疗效果。陈皮归脾经、肺经，能够健脾理气、燥湿化痰，对于此证有辅助治疗的作用。萝卜可以止咳化痰、生津止渴，又是寒性食物，可以很好地降肺热。②百合蜂蜜汁，用到的食材有百合 100g、蜂蜜 150g。百合归肺经、心经，微寒，可以养阴润肺、清心安神，对于热性肺病和阴虚性肺病都有调理作用。蜂蜜能够润燥止咳、补中益气、润肠通便，能够辅助调理热性肺病。

(3) 寒痰阻肺证：表现为咳嗽气喘，胸闷，痰质黏稠浑浊，四肢冰冷，畏寒，舌色淡白，舌苔呈白色。

推荐药膳：山药生姜羊肉汤，用到的食材有鲜山药 200g、羊肉 150g、生姜 10g。山药，归脾、肾、肺经，可以生津益肺、补肾涩精、健脾养胃，对于虚寒性的肺病都有调理作用。羊肉是温性食物，可以健脾温中、补肾壮阳，又能够益气补血，所以能够起到增强人体正气、去除寒气的作用。生姜辛辣，性微温，可以解表散寒、止咳化痰，正适合寒性肺病的治疗。

二、消化系统疾病的中西医结合营养治疗

1. 消化系统疾病患者需要营养治疗吗？

无论是消化系统良性疾病，还是消化系统恶性肿瘤都很容易引起营养不良。首先，消化系统疾病患者往往有腹痛、腹胀、恶心、呕吐、厌食等症状，这会导致患者进食量减少，从而出现营养不良的情况。其次，消化道肿瘤患者本身处于高代谢状态，会

增加患者的能量消耗，这可能引起营养不良及恶病质的发生。最后，肿瘤患者在接受手术、放疗及化疗期间会出现进食疼痛、吞咽困难、食欲下降、腹胀、腹泻等不良反应，这会导致肿瘤患者食物摄入不足或吸收障碍更加严重，进一步增加营养不良的风险。综上所述消化系统疾病患者发生营养不良的风险非常大，我们需要根据患者的具体情况，设计个体化的中西医结合营养治疗方案。

2. 口腔颌面部肿瘤患者在治疗过程中导致营养不良的原因有哪些？

口腔颌面部肿瘤的原发灶往往位于进食的入口，由于肿瘤本身的代谢特点及口腔颌面部解剖部位的特殊性，口腔肿瘤患者比其他肿瘤患者更容易发生营养不良的情况，需引起广大临床医护人员的重视。口腔肿瘤患者的营养不良往往是吞咽困难、吞咽疼痛及食欲不振引起的食物摄入不足所导致。进食减少的主要原因是溃疡、疼痛、牙松动、移位、脱落、义齿就位不良、开口受限、吞咽困难、厌食、心理障碍等。此外，口腔肿瘤患者的营养不良也继发于肿瘤治疗过程中出现的不良反应，例如口腔黏膜炎伴口干、味觉丧失等。患者可表现为发病后体重下降，免疫功能减弱。

3. 口腔颌面部肿瘤患者术后营养治疗应该遵循哪些原则？

对于无法开始早期口服营养且口服摄入不足（<50%）超过7d的患者，应开始早期管饲（24h内）。接受口腔颌面部肿瘤大手术的患者在手术前常伴有营养消耗，该情况下发生脓毒症并发症的风险更高。手术后疼痛、味觉丧失和吞咽困难，往往导致经

口摄入延迟，难以满足营养需求。早期全量恢复肠内营养或直接正常饮食往往会引起患者不适，引发术后腹胀、呕吐等并发症，建议早期肠内营养以肠道滋养为主。肠内营养可遵循由少到多、由慢到快、由稀到浓的原则，给予患者胃肠消化道充分的适应时间。因此，初始启动肠内营养，应避免使用高渗配方的成品营养制剂。

4. 如何解决口腔颌面部肿瘤患者在治疗期间可能出现的进食困难？

由于口腔颌面部肿瘤患者在治疗期间引起的疼痛、糜烂、出血、咀嚼功能障碍，使患者不能正常摄入饮食，只能用流质饮食维持能量摄入。但传统流质饮食在能量、蛋白质、维生素和矿物质等方面均不能满足机体正常的营养需求，这时就需要通过鼻饲进行肠内营养治疗。此外，还可以采取一些其他治疗措施，例如咀嚼困难及营养不良患者，也可以采取部分肠外联合部分肠内营养治疗；单纯食欲下降者可以通过改善饮食的色、香、味促进食欲；疼痛患者可以遵医嘱给予止痛处理；吞咽障碍的患者可行吞咽疗法、饮食分配，必要时行胃肠造瘘手术治疗等。

5. 口腔颌面部肿瘤患者在治疗期间应该补充哪些营养？

口腔颌面部手术过程中，有些患者失血过多可能造成铁元素丢失，而商品化的肠内营养制剂主要考虑提供充足的能量和蛋白质，然而铁等微量营养素含量低，可能会导致术后铁元素补充不足。因此在肠内营养治疗时，除了要考虑能量和蛋白质供给，也不能忽略铁、维生素 C 等营养素的补充。建议口腔颌面部肿瘤手术患者在术后至少 3 个月内，食用富含蛋白质的食物，同时补充维生素 C、钙和锌等微量元素。

6. 肥胖症患者的中西医结合营养治疗方法有哪些？

引起肥胖症的饮食营养因素有膳食结构不合理、摄入量过多、不良进食行为等。因此肥胖症患者的营养治疗方法包括：①控制总摄入量。建议低能量膳食摄入，即 800～1500kcal/d；②摄入适量蛋白质。推荐选择高生物效价的优质蛋白质，例如鱼、瘦肉、鸡蛋清、牛奶、鸡肉、豆制品等；③限制脂肪摄入。尤其注意控制动物性脂肪的摄入，建议使用富含单不饱和脂肪酸和多不饱和脂肪酸的植物油，例如橄榄油、茶油、葵花籽油、花生油、芝麻油、豆油、玉米油、菜籽油等；④限制碳水化合物。尽量减少蔗糖、麦芽糖、果糖、蜜饯及甜点的摄入，推荐选用全谷类食物、燕麦、荞麦面、玉米面等粗粮杂粮；⑤摄入充足的维生素和矿物质。推荐摄入新鲜的蔬菜和水果，必要时在医生指导下适当服用多种维生素和无机盐制剂；⑥限制食盐和嘌呤摄入。食盐应控制在 3～6g/d，同时控制摄入含嘌呤高的食物，例如动物的心、肝、肾等内脏；⑦限制酒及饮料的摄入。推荐用矿泉水代替其他饮料；⑧改变烹调方法。推荐采用蒸、煮、烧、氽的方法，忌用煎、炸的方法；⑨改变不良饮食习惯。避免暴饮暴食、睡前加餐、零食甜点、经常饮酒等不良习惯。

中医学认为，肥胖是过食肥甘、脾虚失运、痰湿阻滞所致，营养治疗包括：①饮食有节，要求进食定时定量、寒温适宜、合理搭配，少食快餐、烧烤、奶茶等肥甘厚味；②起居有常，做到顺应四时变化，夜卧早起，与鸡俱兴，做到早睡早起，不要熬夜、睡懒觉；③适量运动，开始时选择太极拳、八段锦等运动量不大的有氧运动，循序渐进，持之以恒，在专业指导下逐渐提高运动强度和运动量；④调畅情志，保持心胸舒畅、缓解抑郁和焦虑情绪；⑤对于痰湿型肥胖者，可采用代茶饮、熬粥的方式，选择具有生山楂、决明子、绞股蓝、茯苓等化痰除湿功效的药食同源之品。而阳虚型的肥胖者，可选择高良姜、肉桂、咖喱等温补类膳食，提高身体能量代谢，忌食冰激凌、冰啤酒、奶茶等生冷寒凉饮食。

7. 肠梗阻患者的中西医结合营养治疗方法有哪些？

肠梗阻是一类非常复杂的疾病。按照梗阻原因可以分为机械性肠梗阻、动力性肠梗阻、血运性肠梗阻及假性肠梗阻。按照有无血供障碍可以分为单纯性肠梗阻和绞窄性肠梗阻。按照梗阻部位可以分为高位肠梗阻和低位肠梗阻。按照梗阻程度可以分为完全性肠梗阻和不完全性肠梗阻。根据不同病情应该设计个体化的中西医结合营养治疗方案，主要以肠外营养为主，适时增加肠内营养治疗，同时配合中药、针灸、灌肠等治疗。机械性肠梗阻禁服中药汤剂，可考虑采用中药煎剂灌肠的方式，促进梗阻下段肠道内容物排出，以减轻肠道水肿状况；中药煎剂内服适用于动力性、血运性、假性肠梗阻及所有不完全性肠梗阻，可采取少量频服的方式，一般选择大承气汤、四磨汤、枳术汤等行气通腑的方药。低位肠梗阻可采用复方大承气汤等中药灌肠，以通里攻下、行气通腑，其作用是增加肠道蠕动、促进肠壁血液及淋巴循环，减轻肠壁水肿，使得肠道通畅，以尽快恢复肠内营养。针灸常以中脘、天枢、内庭、足三里等穴位为主穴，以达到行气止痛、降逆止呕等功效。此外可以选择腹部热敷中药热奄包等方式缓解腹胀腹痛。

8. 胰腺炎患者的中西医结合营养治疗方法有哪些?

急性水肿型胰腺炎在禁食水 3～5d 后患者腹痛明显减轻、肠鸣音恢复、血淀粉酶正常时,可进食无脂流食,例如果汁、蔬菜汁、米汤等,病情稳定后可以改为低脂半流食。急性出血坏死性胰腺炎采用阶段性营养支持治疗,即先采用肠外营养,后转变为肠内营养联合肠外营养,最后改为肠内营养。肠内营养可以在电子胃镜和 X 线的引导下将鼻空肠营养管放置到十二指肠悬韧带下方,这样输入肠内营养液不会增加胰液分泌。胰腺炎的中医营养治疗需根据患者的病机及病势轻重缓急来制订,急性期胰腺炎中医治疗主要通过行气、通腑泻浊的方式,促进肠道蠕动,使得胰腺组织及周围炎性物质通过大便排出,尽快恢复脾胃的运化功能,如选用大柴胡汤、大承气汤、清胰汤等方剂进行治疗,还可以在腹部外敷清热解毒的中药四黄散、双柏散,大黄汤及大小承气汤等进行中药灌肠以减轻胰腺炎性渗出,足三里、阴陵泉、天枢等穴位进行穴位贴敷、电针刺激、穴位注射,缓急止痛;而慢性胰腺炎临床表现为消瘦、腹痛反复发作、腹泻,进食油腻食物后尤为明显,中医辨证为肝郁脾虚,中医营养治疗以柔肝缓急、健脾止泻为主,调理肠道运纳、化物、传导的功能,帮助患者恢复正常饮食摄入。

9. 便秘患者的中西医结合营养治疗方法有哪些?

便秘的发生通常与年龄、不良生活习惯、精神心理因素有关。便秘的营养治疗方法包括:①改变不良膳食结构和饮食习惯,多选用富含纤维素的蔬菜、水果、粗粮,多食用产气食物,例如洋葱、萝卜、蒜苗等。②增加饮水量，推荐每日清晨空腹喝一杯温开水。③增加脂肪摄入，植物油能够直接润肠，且分解产物脂肪酸可以刺激肠道蠕动。④坚持适当运动和锻炼，增强全身肌肉功能，促进肠道蠕动。⑤养成排便习惯，训练每日定时排便，避免长期依赖泻药。⑥年老体弱者可选择蜂蜜、香蕉、酸奶等食物，起到通便作用。

中医学认为，便秘根据患者气血津液状况分为实秘和虚秘，实秘包括气滞秘、热积秘、寒积秘，虚秘包括气虚秘、血虚秘、阳虚秘、阴虚秘。热积秘主要是身体内火热内炽，煎熬津液，大肠津液亏耗，无水行舟引起，可选用麻子仁丸清热润下，也可以采用生大黄、决明子、番泻叶等泡水代茶饮；寒积秘为人体寒邪内盛，凝水成冰，肠道没有津液濡养，大便亦不通畅，可选用温脾汤温通导下或多饮红糖生姜蜂蜜水也有一定疗效；气滞秘和气虚秘都是肠道蠕动功能失常而导致的便秘，但气滞秘常伴腹胀明显，可选用以行气药物为主的六磨汤行气导滞，气虚秘常伴气短乏力，但腹胀并不明显，可选用黄芪汤健脾益气；血虚秘主要因为血液或阴血亏虚，肠道得不到濡养，导致大便在肠道内运行困难，可选用富含植物油脂的种子类中药，如火麻仁、桃仁、郁李仁等组成的润肠丸养血润肠；阴虚秘是由于体内阴（津）液不足，大便中水分减少，干结导致排便困难，可选用增液汤滋阴润燥，也可以多食用荸荠、西瓜、鲜梨、鲜藕等富含汁液的新鲜水果，促进排便；阳虚秘是人体阳气虚衰，肠道失于温煦，肠道蠕动能力降低，或由于体内阳虚，津液生成输布障碍，肠道干涩导致便秘，可选用济川煎温阳泻浊。此外也可以选择多食用蜂蜜、麻油、猕猴桃、纳豆等具有润滑功能及富含纤维素的食物进行饮食调理。

10. 炎症性肠病患者的中西医结合营养治疗方法有哪些？

炎症性肠病患者营养治疗的目的包括控制或缓解肠道炎症、治疗肠梗阻或肠外瘘等并发症、改善围术期营养状况、纠正营养不良及营养风险。因此炎症性肠病患者的营养治疗措施有：①低膳食纤维饮食。减少粪便形成，缓解肠道蠕动引起的腹痛、腹泻症状。②低免疫原性食物。避免进食海鲜、生肉、生蛋、鲜奶类食物。③低乳糖或剔除乳糖饮食。避免食用含乳糖的牛奶及奶制品。④低脂肪饮食。推荐少油的食物和少油的烹调方法。⑤少食多餐。减轻肠道负担，循序渐进补充营养。炎症性肠病患者的中医营养治疗以情志调节、中药保留灌肠治疗和针灸为主，可选神阙、肓俞、关元、气海、中脘、足三里进行穴位按摩以通畅气血、调理肠胃、促进消化吸收。

11. 消化内镜手术后需要营养治疗吗？

内镜黏膜下剥离术（endoscopic submucosal dissection，ESD）作为内镜下治疗消化道病变的微创手术，目前国际多项指南和共识均推荐为早期肿瘤或癌前病变的首选治疗方式。ESD 术前，如营养风险筛查评估表（NRS2002）总分≥3 分，有营养不良风险，需要在术前给予营养支持治疗。ESD 术后通常需禁食 24～72h，观察有无出血、穿孔等并发症。如无异常可给予少量流质食物，然后逐渐过渡为半流质饮食，1 周左右可恢复普通饮食，应尽量避免粗糙、辛辣食物。ESD 术后创面较大的患者可能需要延长禁食时间。因行 ESD 患者常见存在高龄、基础疾病多、术前贫血等问题，所以往往需要给予肠外营养治疗，如患者一旦能够开放饮食，即转为肠内营养治疗。

12. 胃肠道肿瘤患者的中西医结合营养治疗方法有哪些?

胃肠道肿瘤患者营养不良情况非常严重,需要引起医患双方的重视。《胃癌围手术期营养治疗中国专家共识(2019 版)》推荐中重度营养不良的胃癌患者术前需要实施 7~14h 的营养治疗,《结直肠癌围手术期营养治疗中国专家共识(2019 版)》推荐高营养风险或营养不良的结直肠癌患者需要给予 10~14 天的营养治疗,首选肠内营养。《加速康复外科中国专家共识及路径管理指南(2018 版)》提出术后尽早恢复经口进食、饮水及早期口服辅助营养可促进肠道运动功能恢复,有助于维护肠口腔黏膜炎功能,防止菌群失调和移位,还可以降低术后感染发生率及缩短术后住院时间。《加速康复外科围手术期营养支持中国专家共识(2019 版)》推荐所有接受 4 级手术的患者术后应用 ONS(口服营养补充)≥4~8 周,对于严重营养不良的患者及术后住院时间长或 ICU 住院时间较长的患者术后应用 ONS 3~6 个月。中医认为脾胃虚弱、气血生化乏源、正气不足是胃肠道肿瘤发病的根本,胃肠道肿瘤放化疗、手术前后均需健脾和胃,顾护正气。同时要根据病位、分期、证型、病性、病势确定具体的中医营养治疗方法。

13. 什么是短肠综合征?

短肠综合征是指由于各种原因引起广泛小肠切除或旷置后,肠道有效吸收面积显著减少,残存的功能性肠管不能维持患者营养需要或儿童生长需求,从而导致水、电解质代谢紊乱,以及各种营养物质吸收和代谢障碍的综合征。《中国短肠综合征诊疗共识(2016 版)》指出成人短肠综合征的诊断为:①有回盲瓣,小肠长度≤100cm;②无回盲瓣,小肠长度≤150cm;③小儿短肠综合征为小肠长度≤38cm。

14. 短肠综合征患者的中西医结合营养治疗方法有哪些？

营养治疗是短肠综合征治疗中非常重要的一环，主要方法包括肠外营养、经鼻胃肠管或者经胃肠道造瘘管持续滴注要素膳食、少渣饮食。小肠广泛切除术后早期，几乎所有患者都需要接受肠外营养支持治疗，此时应注意：①补充足够的水分，如果有较多肠液丢失，需要增加液体总量；②热量补充需要个体化，避免摄入过多热量，从而减少代谢性并发症的发生；③补充每日所需的电解质、维生素及微量元素。肠外营养为短肠综合征患者的治疗争取了宝贵的治疗时间，但是长期全肠外营养带来的并发症多、费用昂贵，所以最好尽快联合肠内营养进行治疗。研究表明肠内营养实施越早，越能促进肠功能代偿。由于短肠综合征患者残余肠管较短，消化和吸收功能较差，所以肠内营养制剂应选择以短肽、单糖和脂肪酸为主要成分的产品，这些制剂在肠道内几乎不需要消化就能被肠道吸收。

在中医理论中小肠的功能为"受盛化物"和"泌别清浊"，是说小肠将经胃初步消化的食物，化物（消化）为水谷精微（营养物质）和食物残渣两部分，并将水谷精微吸收，将食物残渣输送至大肠，由此可以看出小肠是将食物转化为营养物的重要器官，而中医认为小肠的该功能与"脾胃"的"运化"和"升清降浊"功能关系密切。对于短肠综合征的中医营养治疗主要采用涩肠止泻方药，增加饮食物在肠道中的停留时间，以促进尽可能多的营养物质吸收，同时通过健运脾胃方法，增加单位肠段皱褶面积，小肠绒毛数量，以增强其消化、吸收功能，从而改善患者营养状况。

15. 晚期食管癌患者的营养通路首选什么途径？

2006 年欧洲肠外肠内营养学会（ESPEN）建议食管癌放疗期间，经皮内镜胃造瘘（PEG）是首选的营养途径。有研究发现 PEG 喂养的食管癌患者比非 PEG 喂养的食管癌患者营养管理更好。所以《中国成年患者营养治疗通路指南（2022 版）》推荐晚期食管癌患者姑息治疗的营养途径首选 PEG 喂养。

16. 胃肠术后吻合口瘘患者的中西医结合营养治疗方法有哪些？

胃肠术后吻合口瘘包括食管空肠吻合口瘘、残胃空肠吻合口瘘、十二指肠残端瘘、直肠吻合口瘘等，导致吻合口瘘的主要原因有患者的营养状态、肿瘤的分期早晚、是否接受新辅助治疗、既往病史及并发症、手术时长等。发生胃肠术后吻合口瘘后需要及时观察患者病情，在保守治疗无效的情况下应该立即再次进行手术，从而及时控制感染、挽救生命。发现胃肠术后吻合口瘘的早期，建议以肠外营养为主，待瘘口部位及大小明确后，可以联合肠内营养治疗。此时的肠内营养首选管饲，可以通过电子胃镜放置鼻肠管或者再次手术时行空肠造瘘管放置。

胃肠术后吻合口瘘的患者，如果瘘口得到有效外引流，可以考虑中医治疗。人体为血肉之躯，中医认为"肺主皮而脾主肉"，伤口的愈合需要气血充足及血脉通畅，中医主张采用补益脾肺以生化气血，采用大剂量黄芪为主药，托毒生肌，联合八珍汤和四君子汤健脾益气，四物汤养血和营，气血双补，以促进伤口愈合。而对于吻合口瘘并伴有局部感染的患者，可先用清热解毒、活血化瘀、祛腐生肌的中药内服、外洗，待感染消退后，再采用前法治疗。

17. 消化系统疾病的常见相关中药、膳食有哪些?

中医学认为消化系统疾病主要与脾胃虚弱、饮食不节、情志所伤等因素相关,病变部位主要在胃,与肝脾关系密切。辨证论治需要依据不同疾病的证候表现和个体差异进行。常见的证型、治法及具有相应功效的常用中药、膳食,见表13。

表13 常见证型、治法及具有相应功效的中药或膳食

证 型	治 法	中药或膳食
痰气交阻	理气化痰	陈皮、半夏、薤白、沉香、白萝卜等
肝胃不和	疏肝和胃	柴胡、香附、佛手柑等
脾胃虚寒	温中散寒	干姜、肉桂、吴茱萸、胡椒等
胃热伤阴	清热和胃,养阴润燥	石斛、麦冬、玉竹、银耳等
气滞血瘀	活血化瘀	三七、红花、丹参、红糖、桃仁等
湿热瘀毒	清热利湿	茵陈、茯苓、薏苡仁、绿豆、苦瓜等

三、泌尿系统疾病的中西医结合营养治疗

1. 泌尿系统疾病患者需要营养治疗吗?

营养治疗作为非药物治疗手段,对于泌尿系统疾病患者的康复具有重要意义。泌尿系统疾病是指影响肾脏、膀胱、尿道等器官的一系列疾病的总称,包括肾炎、肾结石、膀胱炎等。对于这些患者,除了传统的药物治疗外,营养治疗同样不可忽视,合理的营养摄入对疾病的预防和康复具有积极作用。一方面,合

理的饮食结构能够维持正常的代谢功能，提高机体免疫力，从而更好地对抗疾病；另一方面，某些营养素，如维生素 C、维生素 E 等具有抗氧化功能，有助于减轻炎症反应，延缓病情恶化。然而，值得注意的是，不同疾病的营养需求存在差异。因此，针对泌尿系统疾病患者的营养治疗需遵循个体化原则。例如，对于肾功能不全的患者，应限制蛋白质的摄入量，以减轻肾脏负担；而对于尿道感染的患者，则应增加水分摄入，促进排尿，帮助冲洗尿道。

中医学强调整体观念和辨证施治，认为食物具有四气五味，能够调理身体功能。因此，在营养治疗过程中，结合中医理论，为患者制订个性化的饮食方案，能够更好地发挥治疗效果。例如，对于肾虚的患者，可适当增加补肾食物的摄入，如枸杞子、核桃等；而对于湿热证的患者，则应避免辛辣、油腻，选择清淡、利湿的食物。

综上所述，中西医结合营养治疗在泌尿系统疾病的康复过程中具有独特优势。通过合理的营养方案，结合中医食疗理念，有助于提高患者的生活质量，促进疾病的康复。

2. 肾功能不全患者的中西医结合营养治疗方法有哪些？

肾功能不全可按发展缓急分为急性肾功能不全和慢性肾功能不全，对于急性肾功能不全，治疗以消除病因，保护肾功能为主，因其病程较短，所引起的营养风险较低，多不需要系统营养治疗，只需饮食上注意补充优质蛋白、充足的热量及维持水电解质平衡。慢性肾功能不全患者病程比较长，部分患者需要血液透析治疗，而长期血液透析会引发诸多并发症，最常见的就是营养不良，使得患者生活质量严重下降，因此要重视对营养的干预。肾功能不全患者的营养治疗首先应进行营养筛查与评估，营养筛查和评估是实施营养干预的基础，从而制订个体化营养方案。建议减少蛋白质摄入量，既可减少尿毒症毒素，还可以改善肾脏血流动力学。建议至少 50% 来源于优质蛋白质，优质蛋白质指的是肉、蛋、奶及大豆类食物。为了避免蛋白质摄入过量或优质蛋白质摄入不足，可适当选择低蛋白质主食（如藕粉、粉条）代替传统主食（如水稻、玉米），并将优质蛋白质合理分配于三餐中。其次肠内外营养的使用，同时维持微量元素及电解质平衡，也对患者的营养状态及生活质量的改善非常重要。

慢性肾功能不全在中医学上可归为"水肿""关格"，认为肾功能不全为真阴之脏不能行其用，故而出现真阴之病。治则以固护肾阴，补气养血为主，应着重调理肾、肝、脾，中药治疗主要有小建中汤、附子理中丸、真武汤、水陆二仙丹等，其中具有补虚的中药，能够改善患者营养状态。肾功能不全患者的营养不良状况可归属"虚劳"范畴，宜根据肾脏气血阴阳辨证用药；同时也可配合中医特色膳食，肾为先天之本，脾为后天之本，以后天养先天，如黑米桂花粥，黑米、花生仁等有利水消肿的功效；清蒸生姜砂仁鲈鱼，砂仁、鲈鱼可以温中健脾、养肾益胃，肾功能不全患者长期食用能够达到健脾补肾的效果。

3. 泌尿系统肿瘤患者的中西医结合营养治疗方法有哪些？

泌尿系统肿瘤是指发生在肾脏、输尿管、膀胱等部位的肿瘤。这类肿瘤患者营养不良发生率极高，不仅降低抗肿瘤治疗耐受性，更严重影响患者生活质量，增加死亡风险。因此，营养治疗是泌尿系统肿瘤患者的治疗基础。早期肠外、肠内营养支持，多为富含蛋白质、糖、电解质及维生素等成分制成的营养液，对围术期的泌尿系统肿瘤患者提供营养治疗，可明显改善机体的营养状态，有助于提高患者的免疫力，增强治疗效果，促进康复。

　　泌尿系统肿瘤营养不良多以纳呆、消瘦、倦怠乏力为主症，在中医癥积类疾病的中后期阶段均可见，也可属中医虚劳病范畴。中医学认为，不同的食物具有不同的药效作用，可以针对不同的病证进行治疗。早在《内经》就有"药以祛之，食以随之"的说法。泌尿系统肿瘤患者可以适量食用具有清热解毒、利尿通淋作用的食物，如绿豆、冬瓜、西瓜等，这些食物有助于缓解患者的症状，提高生活质量。再如肾癌患者可食用桑萸枸杞骨髓汤（桑椹 15g，枸杞子 15g，山萸肉 15g，女贞子 10g，墨旱莲 10g，猪骨髓 50g，盐、葱、姜各适量），以滋补肝肾、养血敛精，有助于患者早日康复。综上所述，对泌尿系统肿瘤患者实施积极的营养干预策略，可改善患者的营养状况，增强抗肿瘤治疗效果，延长患者的生存时间，提高生活质量。

4. 肾切除患者的中西医结合营养治疗方法有哪些？

　　肾切除术后患者如进食量少，需由静脉补液，如腹胀可采用胃肠减压、肛管排气等。术后可根据患者情况给予全肠外营养（TPN）或补充性肠外营养（SPN），肠外营养（PN）启动条件：对于营养风险较高的患者（NRS2002≥5 分，NUTRIC≥6 分），若 48～72h 内肠内营养（EN）无法满足机体需要的能量及蛋白质的 60% 时，建议给予 SPN；对于胃肠功能严重障碍且不能使用 EN 的重度营养不良患者，建议尽早启动 PN。

　　中医学认为，肾切除后患者多呈现气虚、血虚的状态。因此，中医学营养治疗主张补气养血，以帮助患者尽快康复。主要的食疗方法包括：增加蛋白质摄入，如黄豆、黑豆、瘦肉等，以补充身体所需蛋白质；增加益气食物，如黄芪、党参、枸杞子等，以增强患者体质；增加养血食物，如红枣、桂圆、当归等，以补充患者气血。

中西医结合营养治疗可以充分发挥中医和西医的优势，使患者得到更为全面、有效的治疗。中医的补气养血措施可以调理患者整体状态，加速患者康复；而西医的精确营养配比则可以有效保护患者残余肾功能，减少并发症的发生。

5. 肾移植患者的中西医结合营养治疗方法有哪些?

肾移植患者的营养治疗，需充分考虑患者的病情、手术情况及药物治疗方案。在西医的营养治疗中，主要关注患者的能量、蛋白质、脂肪、碳水化合物、维生素及矿物质等营养素的摄入与平衡。而中医的营养治疗则强调食物的性味归经、营养与药效的结合，旨在调和阴阳平衡，恢复脏腑功能。

对于肾移植患者，西医的营养治疗主要通过制订个性化的饮食方案，确保患者获得充足的营养支持，同时避免某些食物与药物之间的相互作用。例如，对于某些影响免疫抑制剂代谢的食物，如西柚、葡萄柚等，患者应避免食用。中医的营养治疗则注重食物的功效，如选择枸杞子、山药、大枣等具有补肾填精、调理气血的食物，这些食物有助于改善患者的免疫功能，减轻药物副作用。通过西医与中医治疗的有机结合，患者可获得更为精准、个性化的营养支持，有助于提高手术成功率，减少并发症，促进术后恢复。

6. 回肠代膀胱手术患者的中西医结合营养治疗方法有哪些？

回肠代膀胱手术被广泛应用于膀胱癌患者的治疗中，对其进行有效的营养支持，可以降低其术后并发症的发生率。营养支持应按照患者营养状况从口服补充到肠内营养再到肠外营养，适度治疗，逐步加强。

中医各代名家对膀胱癌病机认识不同，多数学者认为该病为本虚标实，以脾肾亏虚为主，"湿""热""瘀"三者相互交错。肾为先天之本，脾为后天之本、气血生化之源，脾肾功能失调，精微气血化生障碍致营养不良，因此在西医对症治疗基础上，可联合中医补脾益肾法来改善患者营养状况，如艾灸足三里、关元等穴以温补脾肾，服用四君子汤、金匮肾气丸等方剂以健脾温肾。

7. 泌尿系统疾病的常见中医辨证及食养方有哪些？

泌尿系统疾病的常见中医证型有湿热内蕴、气滞血瘀、肾阳不足、肾阴亏虚等。针对以上常见证型的食养方举例如下。

(1) 湿热内蕴证：绿豆、薏苡仁、冬瓜、西瓜皮等清热利湿之品，可制作绿豆薏苡仁粥、冬瓜排骨汤等。

(2) 气滞血瘀证：山楂、桃仁、韭菜等行气活血之品，可泡山楂茶、煮桃仁粥，或食用韭菜炒鸡蛋等。

(3) 肾阳不足证：羊肉、狗肉、核桃等温补肾阳之品，可炖羊肉汤、煮核桃粥等。

(4) 肾阴亏虚证：枸杞子、桑椹、黑芝麻等滋补肾阴之品，可泡枸杞茶、桑椹酒，或食用黑芝麻糊等。

总之，食养方需要根据个体情况辨证施治，同时注意饮食清淡，避免过食油腻和刺激性食物。在出现泌尿系统症状时，应及时就医，以免延误病情。

四、生殖系统疾病的中西医结合营养治疗

1. 生殖系统疾病患者需要营养治疗吗？

生殖系统疾病，如前列腺炎、子宫肌瘤等，往往与患者的日常饮食习惯存在密切关联。不良的饮食习惯，如过多的油脂、糖分摄入，缺乏必要的维生素和矿物质，都可能加重病情或影响治疗效果。而合理的营养治疗，正是通过调整患者的饮食结构，提供疾病康复所需的必要营养，从而在根本上改善患者的生理状态，提高生活质量。

在中医理论中，食物不仅是营养的来源，更是治病的良药。因此，对于生殖系统疾病患者的营养治疗，应当结合中医的食疗理论，制订个性化的饮食方案。例如，对于前列腺炎患者，可以适当增加利尿食物，如冬瓜、西瓜等的摄入；子宫肌瘤患者则应避免食用含有雌激素的食物，如蜂王浆等。

中西医结合的营养治疗在生殖系统疾病的实践中展现出巨大的潜力和价值。通过深入研究和不断探索，我们有理由相信，营养治疗将在未来的医疗领域中发挥更加重要的作用。而作为患者和医护人员，更应关注营养治疗的重要性，合理运用这一疗法，以实现更好的医疗效果和生活质量。

2. 子宫肌瘤患者的中西医结合营养治疗方法有哪些？

子宫肌瘤是一种常见的妇科良性肿瘤，多发生于育龄期妇

女。传统的西医治疗方法主要包括药物治疗和手术治疗，但药物治疗存在副作用，手术治疗则会对患者的生育能力造成一定的影响。而中医治疗则注重调理身体内部环境，通过调节气血、改善体质等方面来达到治疗疾病的目的。

(1) 中医治疗主要包括以下几个方面。

① 饮食调整：患者应该避免食用生冷、辛辣等刺激性食物，多食用富含蛋白质、维生素、矿物质等营养物质的食物，如瘦肉、蛋类、蔬菜、水果等。同时，可以根据中医理论配合食疗，如食用红枣、桂圆等补血的食物。

② 药物治疗：在中医理论指导下，可以使用一些中药进行治疗，如桂枝茯苓丸等。同时，还可以配合一些西医类药物，如激素类药物等。

③ 生活方式调整：患者应该保持良好的作息习惯，避免过度劳累，保持心情愉悦。同时，可以进行适当的运动，如瑜伽、太极等，以增强身体素质。

(2) 通过中西医结合营养治疗的方法，可以达到以下治疗效果。

① 缓解症状：通过调整饮食和生活方式，可以缓解患者的月经不规律、痛经等症状。

② 控制病情：通过药物治疗和饮食调整，可以控制子宫肌瘤的生长速度，使其逐渐缩小甚至消失。

③ 提高免疫力：通过适当的运动和食疗，可以提高患者的免疫力。

④ 预防复发：通过长期的饮食调整和改善生活方式，可以预防子宫肌瘤的复发。

总之，中西医结合营养治疗具有缓解症状、控制病情、提高免疫力、预防复发等优点。患者可以根据自身情况选择合适的治疗方式，以达到最佳的治疗效果。

3. 子宫切除患者的中西医结合营养治疗方法有哪些？

子宫切除术后患者常会出现营养不良的情况，影响术后恢复。治疗期间需注意患者的营养支持，改善患者的生活质量和身心健康。子宫切除术后麻醉清醒后无恶心、呕吐的症状，即可饮温开水 10～15ml/h 至可进食，4～6h 后开始进流质饮食或半流质饮食。对于妇科恶性肿瘤患者，也应在术后 24h 内开始进食，由流质饮食逐渐过渡到普食。经口能量摄入不足（少于推荐摄入量的 60%）时，应遵医嘱添加口服肠内营养制剂，补充碳水化合物、蛋白质、维生素和微量元素，缩短术后恢复正常饮食的时间，必要时遵医嘱静脉补液。

子宫切除术的患者，虽除去病灶，但手术这一创伤性刺激因素会影响人体正常气血运行，患者并非处于阴阳调和的状态。手术导致血阻于中焦，腑气不通，外加术后气血亏虚，运化无力，升降失司、传导无力，易导致腹痛腹胀、恶心呕吐、便秘等，需辨证论治。气虚型可选择枣橘饮、五君子饮、乌贼骨炖猪皮等，血虚型选择黄芪鸡茸粥、猪皮红枣羹、黄鳝煲、猪肉黄芪大枣汤等。还可选择针灸、穴位贴敷等传统疗法疏通经络，促进排气，调节并恢复胃肠功能。术后还可选择导引术、心情疏导等方式保养身体。

4. 生殖系统肿瘤患者的中西医结合营养治疗方法有哪些？

生殖系统肿瘤患者营养不良可能引起治疗耐受性下降，治疗机会减少，并发症增加，发病率和死亡率增加，住院时间延长，生存期缩短。因此临床上越来越重视生殖系统肿瘤患者的营养治疗。

中医学认为"脾胃为后天之本，饮食营养之本，气血生化之源"。在中医学理论的指导下，辨证施膳。正如《金匮要略》所说"所食之味，有与病相宜，有与身为害，若得宜则补体，害则成疾"。合理运用"药食同源"，调节脏腑功能，达到疾病防治的效果。

根据患者不同的体质与病情性质，辨证施药、辨证施膳，整体治疗。药膳配伍时，既要考虑药物、食物的配伍和搭配宜忌，又要考虑烹调时不同体质的饮食宜忌。西医营养学是针对疾病，进行适宜能量、碳水化合物、蛋白质、脂肪等营养成分的供给，而中医学重点在于食物的选择，充分发挥食物的食疗作用。例如，对于常见的宫颈癌，湿热瘀毒证可用龙胆泻肝汤加减治疗，同时配合凉拌莴笋鱼腥草（莴笋 200g，鲜鱼腥草 50g，葱、姜、蒜等各适量）食疗。对于前列腺癌的湿热蕴结证，可用八正散加减治疗，同时采取三鲜茅根饮（鲜茅根、鲜淡竹、鲜藕各 20g）进行食疗。

5. 结肠代阴道手术患者的中西医结合营养治疗方法有哪些？

结肠代阴道手术是一种复杂的手术，需要患者进行全面的营养支持。中西医结合营养治疗是一种有效的治疗方法，可以帮助患者更好地恢复健康。

在手术前，患者需要进行全面的营养评估，了解其营养状况。根据评估结果，医生会制订个性化的营养治疗方案，包括补充维生素、矿物质和蛋白质等营养素。同时，中医也会根据患者的体质和病情，制订个性化的中药治疗方案，以调节身体功能和提高免疫力。

手术后，患者需要更多的营养支持来促进伤口愈合和恢复。在西医方面，患者需要摄入高蛋白、高热量、高维生素的食物，如肉类、蛋类、豆类、新鲜蔬菜和水果等。此外，患者还需要补充足够的矿物质和微量元素，如钙、铁、锌等。同时，需要注意食物的易消化性和营养素的均衡搭配。在中医方面，患者应食用易于消化、营养丰富的食物，如红枣、枸杞子等。此外，还可以根据患者的具体情况进行中药调理，如使用党参、黄芪等补气药。

在恢复期，患者需要逐渐调整营养治疗方案，以适应身体功能的恢复。在西医方面，患者需要逐渐增加营养素的摄入量，以满足身体的需求。同时，中医可予温肾健脾之法及"药食同源"的食物，如莲子、羊肉、板栗等，帮助患者尽快康复。

总之，结肠代阴道手术患者的中西医结合营养治疗方法是一种有效的治疗方法，可以帮助患者更好地恢复健康。通过个性化的营养治疗方案和中药治疗方案，患者可以获得全面的营养支持和身体功能的调节，从而加快康复进程。

6. 生殖系统疾病的常见中医辨证及食养方有哪些?

在中医理论中，生殖系统疾病的产生往往与体内阴阳失衡、气血不和有关。针对不同的病证，中医有许多独特的辨证方法和食养方案。

对于男性常见的阳痿病证，中医通常将其辨证为肾虚或肝郁。对于肾虚型阳痿，食养方面可以选择补肾壮阳的食物，如羊肉、狗肉、韭菜等；而对于肝郁型阳痿，则应选择具有疏肝解郁功效的食物，如山楂、柑橘、萝卜等。

对于女性常见的痛经问题，中医辨证多为气血瘀滞或寒凝血瘀。对于气血瘀滞型痛经，食养可选用活血化瘀的食物，如桃仁、山楂、红糖等；而对于寒凝血瘀型痛经，则应选择温经散寒的食物，如生姜、桂圆、红枣等。

不孕不育是生殖系统疾病中较为严重的一种，中医辨证常见有肾虚、痰湿和血瘀三种类型。针对肾虚型不孕，食养可选用补肾填精的食物，如枸杞子、桑椹、黑芝麻、核桃等，做成枸杞炖鸡、桑椹粥、芝麻糊等；痰湿型不孕则应选择健脾利湿的食物，如山药、扁豆、薏苡仁等，制作薏苡山药粥等；血瘀型不孕则可选择活血化瘀的食物，如山楂、桃仁、丹参等，可做成山楂红糖茶、桃仁粥等。

综上所述，在选择食养方时，应根据自己的具体情况，选择适合自己的食品，需长期坚持食养，才能取得良好的效果。若症状较重，应及时就医，采取药物治疗和食养方相结合的方法，以达到最佳的治疗效果。

五、神经系统疾病的中西医结合营养治疗

1. 神经系统疾病患者需要营养治疗吗？

神经系统疾病病因较为复杂，与神经系统疾病有关的营养问题包括两类：一类是营养缺乏或过量导致的神经系统疾病，如脚气病等；第二类则是并发于急性或慢性神经系统损害，如脑卒中、帕金森病、阿尔茨海默病（Alzheimer disease，AD）等，这些疾病常常损害进食、咀嚼或吞咽功能，此外神

经系统疾病还可以引起躯体功能逐渐下降、自理能力下降，也会导致营养不良。早期发现、早期诊断、切实执行合适的诊疗计划，帮助患者及其家属选择饮食，对满足患者营养所需十分必要。神经系统疾病又以老年人为主要患病群体，衰老引起神经系统的变化主要表现为脑组织萎缩、脑细胞减少及敏感性下降，老年时期大脑神经细胞数量比成年期降低了20%。营养治疗已是神经系统疾病临床综合治疗中必不可少的部分。

2. 脑梗死患者的中西医结合营养治疗方法有哪些？

脑卒中患者急性期的应激性变化剧烈，能量消耗明显增加，基础能量消耗约高于正常人的30%，当脑损伴随疼痛、发热和焦虑等异常运动时，能量消耗额外增加。合理有效的营养治疗可以缩短平均住院天数，减少并发症，降低危重症患者的死亡率，改善生活质量。

在代谢和内环境稳定后，应给予充足的能量和蛋白质。推荐蛋白质摄入量为 1g/（kg·d），存在分解代谢过度的情况下（如有压疮时）应将蛋白摄入量增加至 1.2～1.5g/（kg·d）；膳食纤维为25～30g/d，卧床或者合并便秘患者应酌情增加膳食纤维摄入量；碳水化合物占每日摄入总能量的 50%～65%；维生素和矿物质以富含 B 族维生素、维生素 C、叶酸等维生素的食品为主；饮水量不低于 1200ml，对于昏迷的脑卒中患者可经营养管少量多次进行补充，保持水、电解质的平衡，如合并有重度血管狭窄，在心功能允许的情况下每天的进水量（饮水 + 输液）不低于 3000ml；脂肪，总占一天摄入脂肪总量的比例不超过 30%，血脂异常量不超过 25%；胆固醇摄入每天不超过 300mg，血脂异常不超过

200mg；钠摄入<2.4g/d。如神志不清患者予以鼻饲管，可以直接从鼻饲肠内灌注营养粉或自行制作流质食物。自制食物时以鱼、蟹、虾、鸡蛋等优质蛋白食物为主；多用芹菜、苦瓜、胡萝卜、生菜、油麦菜、藕、冬瓜等蔬菜；药食同源食物，以山药、薏苡仁、马齿苋、山楂、莲子等为主。

3. 脑溢血患者的中西医结合营养治疗方法有哪些？

脑溢血患者相对脑梗死患者除了能量消耗增加外还具备其自身的特点，脑水肿患者较脑梗死患者更为明显，神志清楚的非手术患者也需制动和绝对卧床休息，出现排便困难的患者明显增多；手术患者术后神志不清、留置导尿、鼻饲饮食的比例大，更应给予充足的能量和蛋白质。

推荐蛋白摄入量增加至 1.2～1.5g/（kg·d）；膳食纤维为30～35g/d；碳水化合物占每日摄入总能量的 50%～65%；维生素和矿物质以富含 B 族维生素、维生素 C 等维生素的食品为主；饮水量不低于 1200ml，对于昏迷的脑溢血患者可经营养管少量多次地补充，保持水、电解质的平衡，如行开颅手术的患者应适量加大补液量；脂肪、总脂肪能量占一天摄入总量的比例不超过 30%，血脂异常不超过 25%，如神志不清、消耗大、消瘦的患者可酌情调整；胆固醇摄入每天不超过 300mg，血脂异常不超过200mg；钠摄入<2.4g/d，考虑到患者需使用脱水药物，根据电解质结果酌情调整。

如神志不清患者予以鼻饲管，可以直接鼻饲肠内营养粉或自行制作流质食物。自制食物时以鱼、蟹、虾、瘦肉、鸡肉、鸡蛋等优质蛋白食物为主；蔬菜多用芹菜、苦瓜、胡萝卜、白萝卜、生菜、油麦菜、藕、冬瓜等；药食同源食物以山药、薏苡仁、马齿苋、山楂、莲子、枸杞子、芡实、木瓜、紫苏、薄荷、菊花等为主。

4.癫痫患者的中西医结合营养治疗方法有哪些?

癫痫的病因十分复杂,酒精中毒、水中毒、低血糖、低血钙、B族维生素缺乏等营养障碍都可能成为癫痫发作的原因,长期使用抗癫痫药物也会干扰叶酸的代谢和吸收,出现巨幼细胞性贫血。因此,饮食营养均衡是十分重要的,应确保饮食中含有足够的钙、镁、B族维生素、维生素K等,日常饮食应清淡,忌过饥过饱、过冷过热、忌烟酒及辛辣刺激性食物。除增加每日蔬菜、水果的摄入量,以保证膳食纤维、矿物质及维生素的供给,还应补充动物肝脏、肾脏、鸡蛋、豆类、酵母及坚果类食物。应减少碳水化合物供给量,提高脂肪的供给量。充分供给维生素与矿物质,尤其是铁、钙等元素。禁食酒、含酒精饮料、含糖饮料、浓茶、浓咖啡等。

目前在治疗癫痫的饮食疗法中,生酮饮食作为癫痫治疗领域的重要组成部分,特别是对于药物难治性癫痫的患者,已经取得满意的效果。生酮饮食中脂肪的比例非常高,占总能量的85%~90%,而应严格限制碳水化合物的量。经典方案中,脂肪:蛋白质+碳水化合物为3:1或4:1。摄入的总能量约为推荐能量的75%,对于特别好动的患儿,可以提高总能量的摄入。补充不含蔗糖和乳糖等的钙剂、枸橼酸钾、维生素等。脂肪可以选择食用黄油、奶油和花生酱(不含糖类)等。而面包、意大利面等食物必须受到严格的限制。生酮饮食肠外营养被证明是一种相对安全的短期维持酮症从而进行控制癫痫发作的方法。

从中医学角度来说，癫痫的发生是由风、火、痰、瘀为患，导致心、肝、脾、肾脏气失调，肝肾阴虚、阴虚则阳亢、阳亢则肝风内动、亢而热盛、热盛化火、火极生风、风火相助为患，另脾虚失运、清气不升、浊气下降则痰涎内结、痰迷心窍、心血不遂而瘀、瘀则经络不通、痰阻血瘀上扰清窍，终致癫痫发作。故依发病机制，常采用涤痰息风、平肝泻火、祛痰开窍、活血化瘀为治疗方法。对于风痰阻窍证，治则以涤痰息风、开窍定痫为主，可选用定痫丸。对于痰火扰神证，治则为清热泻火、涤痰开窍，可选用涤痰汤与朱砂安神丸合方。对于瘀阻风扰证，以活血化瘀、息风通络为治则，可选用通窍活血汤与牵正散合方。至于阴阳俱虚、风痰内扰证，则以滋补阴阳、化痰息风为主，可选用肾气丸与牵正散合方。切忌不加辨证，就一概投以人参、鹿茸等大补之品或其他温燥之品。另外，中医治疗中的针灸、推拿及心理疗法，亦可起到促进血液循环、调节神经功能、松弛肌肉、调节情绪等作用，对于癫痫的治疗有很好的辅助作用。

5. 帕金森病患者的中西医结合营养治疗方法有哪些？

据流行病学调查，我国的帕金森病（PD）患者约有 362 万人，60 岁以上人群 PD 患病率为 1.37%。PD 是一种以动作迟缓、静止性震颤、肌强直、姿势步态异常为主要症状的中老年神经系统退行性疾病，中老年人多见。PD 患病周期长，治疗过程复杂，如何科学治疗和管理疾病，并且最大限度降低疾病对于患者生活质量的影响，成了行业各方共同思考和探索的方向。

中西医营养治疗改善帕金森病患者临床症状和营养不良，具体如下。

(1) 改善临床症状：帕金森病治疗原则以补充多巴胺或手术治疗为主，多使用左旋多巴，且只能控制疾病发展进程，无根治方法，故全程需予以个性化的运动康复、照料、护理。患者在病程中晚期多出现抑郁、情绪低落、认知功能障碍，因此心理干预必不可少。以经颅磁刺激、经颅直流电刺激为主的神经调控可改善帕金森病的步态异常和情绪状态，治疗上还可加针灸、太极等辅助治疗改善步伐、肌力和情绪，针灸可选以风府、太冲为主穴的针刺合电刺激，以柔肝舒筋、祛风止颤为治则，太极拳结合吐纳与导引为一体，通过养、蓄、运、使四方面，益气养血、活血通络。因肌力受损和情绪状态差，PD 患者出现营养不良比率高，除症状治疗外，饮食上应坚持高维生素、高热量、多种类、合理摄入蛋白质的原则，以优质蛋白为主（如猪瘦肉、鱼等肉类食物＜50g/d），且集中在晚餐食用，早中餐以碳水化合物为主（大米、面食等），尽量选取易消化、吸收、咀嚼、吞咽的食物，避免食用油炸、辛辣、油腻及肥甘等食物，增加食用膳食纤维丰富的新鲜蔬菜及水果，减少饮用各种饮料，及时饮水 2500～3000ml/d 或适当饮茶，尽量选择安静、舒适的进餐环境，采取坐位并集中注意力以防误吸，合并高血压或高血脂患者需注意低盐、低脂饮食。

(2) 改善营养不良：PD 临床症状一般不直接引起患者死亡，但因疾病本身及相应临床症状导致的营养不良可增加其死亡风险，故 PD 中日常管理、康复运动、饮食护理必不可少。饮食管理可采用饮食依从行为量表、饮食日记进行管理和调整，具体调整饮食方案，如喜好油炸食品者需改掉坏习惯；喜好饮料者可换成温开水或茶（适量，茶叶提取物是 PD 保护因素）；喜好烤肉者可换成蒸煮肉等。同时，安静舒适的就餐环境可增强患者食欲，增加食物摄入量。帕金森病治疗时会导致恶心、呕吐和便秘，所有这些都会对营养状况产生不利影响，但足够的饮水量和蔬菜摄入量可避免便秘，有利于患者消化和吸收，富含维生素 C 的蔬菜还可促进多巴胺的生成进而改善 PD 症状。中医食疗方面 PD 需辨证分型治疗，对于忧郁伤神者，常用甘麦大枣汤加减；心悸失眠，酌加百合、炒酸枣仁；气郁化火者，可用柴胡、当归、白芍；热盛伤阴者，加生地黄、麦冬、山药等滋阴健脾；气滞血瘀者，可用血府逐瘀汤加减；脾虚生痰者，可加陈皮、半夏健脾燥湿化痰等，根据中医学理论指导 PD 食疗和药膳，可明显改善 PD 症状。

6. 阿尔茨海默病患者的中西医结合营养治疗方法有哪些？

阿尔茨海默病（AD）是一种常见的年龄依赖性，以进行性的认知障碍和行为损害为主要特点的神经退行性疾病，临床表现为记忆障碍、失语、失认、视空间功能障碍、执行功能障碍及人格和行为的改变。中医学中，阿尔茨海默病属于"呆病""痴呆"的范畴，年迈体虚、情志内伤、久病耗损是发生痴呆的主要病因；脑消髓减，神机失用为病机关键；气、火、痰、瘀、虚为主要病理因素。

(1) 从中医学角度，《灵枢·海论》指出年老体衰，肾气不足，脑髓不充盈，邪气侵入体内后，记忆力开始减弱、健忘，逐步形成了老年痴呆。临床常见证型包括髓海不足、脾肾亏虚、气血不足、心肝火旺、痰浊瘀血热毒等。因此，中医治法主要包括补肾填精、健脾益气、活血化瘀、通络化痰等。其中补益脾肾、益精填髓为重要手段。仝小林院士在《仝小林微医辨惑传习录》提到"治肾精要"：补肾之元，紫河人参；旺肾之火，仙茅仙灵。温肾之阳，附子肉桂；枸杞熟地，填肾之精。强肾之脊，牛髓鹿茸；鳖甲龟板，养肾之阴。壮肾之骨，骨碎补骨；活肾之巧，牛膝杜仲。降肾之火，知母黄柏。中医也强调饮食调理，合理的饮食可以调节身体内的气血阴阳平衡，髓海得充，从而达到防治目的。日常生活中可多食用益气养血、补益肝肾的食物，如山药、薏苡仁、黑豆、黑芝麻、核桃仁、人参等；多吃健脑食物，如三文鱼、沙丁鱼、金枪鱼、鳗鱼等，这些食物富含对大脑有益的氨基酸等；抗炎抗氧化作用的食物，如牛油果、洋葱、蓝莓等，都有延缓脑功能减退的作用。

(2) 西医认为阿尔茨海默病与营养物质缺乏或代谢异常有关，因此，西医的营养治疗主要是通过补充或调整饮食结构来改善患者的营养状况，从而延缓病情的发展。例如，增加蛋白质、维生素 B_{12}、维生素 E、叶酸等营养物质的摄入量，减少重金属摄入，避免高糖高脂、酗酒、吸烟等，可以帮助改善患者的认知功能。

研究发现，不易患老年痴呆者，日常习惯摄取较多橄榄油调制的色拉酱、坚果类、鱼类、西红柿、禽鸟肉类、十字花科蔬菜，如花椰菜和深色多叶的蔬菜，且较少吃红肉、内脏或是高脂乳制品。食物中的不饱和脂肪酸、ω-3 抗氧化剂和叶酸等，对脑部有保护作用。同时，AD 患者也普遍认可地中海饮食，它是以自然的营养物质为基础，包括未精炼的橄榄油、蔬菜、水果、海鲜、豆类，加上适量的红酒和大蒜。2015 年英媒发布的十大预防阿尔茨海默病的健康食物：①黑加仑果汁；②绿茶；③咖啡；④蔬菜；⑤咖喱；⑥含铁丰富的食物，如肝、红肉、豆类和坚果等；⑦啤酒；⑧可可；⑨地中海饮食；⑩浆果类，如草莓和蓝莓也有助于延缓认知功能老化。

（3）中西医结合营养治疗的具体方案需要根据患者的具体情况，制订个性化的营养治疗方案。同时，患者也需要积极配合医生的治疗方案，调节饮食、控制情绪、生活规律、坚持体育锻炼、保持充足的睡眠，从而更好地改善患者的营养状况、认知功能，延缓病情的发展。

7. 神经系统肿瘤患者的中西医结合营养治疗方法有哪些？

根据国际疾病分类（International Classification of Diseases tenth revision，ICD-10）和 2021 年《世界卫生组织中枢神经系统肿瘤分类（第五版）》对中枢神经系统肿瘤进行分类，以其部位划分，区分为原发性的脑膜恶性肿瘤、脑恶性肿瘤、脊髓、颅神经及中枢神经系统其他部位恶性肿瘤，和继发性神经系统转移肿瘤。

对于神经系统肿瘤患者，从确诊开始，应积极关注和评估神经系统肿瘤患者的体重变化、能量摄入、肌肉力量等营养状况。中西医结合营养治疗应由专业的健康管理人员实施，通过专门、反复的专业沟通过程和专业的营养风险筛查、营养不良通用筛查工具、营养风险指数评分、患者主观整体评估等评估量表，旨在使患者对营养问题有全面理解，促进其饮食习惯的持续改善。众多研究发现，科学的膳食结构和良好的饮食习惯对于预防神经系统肿瘤和延缓其进程具重要作用。

当正常摄入的食物无法维持或增加能量和蛋白质摄入时，应针对性地口服正规的营养补充剂，作为自主饮食摄入的补充；癌因性疲乏和营养不良者，中医学多归于"虚劳"病范畴，《杂病源流犀烛》言虚劳因其五脏"气、血、阴、阳"之虚损，以"补"为纲，气血同调，审时化痰逐瘀抗癌，中药汤剂可选八珍汤、小建中汤、复方阿胶浆等益气养血，酌加祛瘀化痰等抗癌毒中药；膏方类可选《金匮要略》经方炙甘草汤、薯蓣丸做成膏丸类调养，此外，还可选药膳、督灸、脐针等辅助疗法与中药相结合。若自主口服仍无法达到所需营养时，可肠外静滴输注营养。

8. 神经系统疾病的常见中医辨证及食养方有哪些？

神经系统疾病常见的中医证型有肝阳上亢证、痰湿内盛证、瘀血内停证、肝肾阴虚证、肾阳虚衰证、脾肺气虚证等。中医药食同源思想历史悠久，《黄帝内经太素》中记载："空腹食之为食物，患者食之为药物"，即反映出药食同源的思想。现分别论述如下。

(1) 肝阳上亢证：①决明子粥，炒决明子 10g、粳米 50g、冰糖适量，决明子加水煎煮，取汁适量和粳米同煮，成粥后加入冰糖即成；②菊花乌龙茶，杭菊、乌龙茶冲泡。

(2) 痰湿内盛证：①草果炖鸡，乌骨鸡 1 只、草果 5g、莲肉 15g、糯米 15g、胡椒 3g，药物置于鸡腹中，小火炖至鸡熟烂；②茯苓天麻炖鲍鱼，天麻 20g、茯苓粉 10g、鲍鱼 200g，加入配料炖汤；③胡萝卜海蜇粥，胡萝卜 120g、海蜇皮 60g、粳米 60g，文火成粥，粥成后加入调味品调味；④扁豆薏苡仁粥，扁豆 30g、薏苡仁 30g、粳米 60g，文火成粥，佐餐食用。

(3) 瘀血内停证：①山楂焖排骨，排骨 300g、山楂 3 个、大葱、桂皮、香叶各适量，大火炖开，小火收汁；②山楂桑椹粥，桑椹 20g、山楂 30g、大米 100g、砂糖适量，桑椹、山楂煮水去渣，加大米文火成粥；③桃仁粥，桃仁 10～15g、粳米 50～100g，桃仁捣烂加水研汁去渣，同粳米煮为稀粥。

(4) 肝肾阴虚证：①桑椹枸杞猪肝粥，桑椹、枸杞子各 15g、猪肝 100g、粳米 100g，如常规煮粥，煮熟即成；②黑芝麻山药羹，黑芝麻、山药各 50g、白糖 10g，将黑芝麻、山药打粉加糖，和水煮成羹。

(5) 肾阳虚衰证：①韭黄炒对虾，韭黄、对虾各 100g、葱 10g，炒熟即可；②海马鸡，海马 20g、鸡肉 200g、葱姜蒜适量，炒熟即可；③当归羊肉汤，当归 20g、桂皮 10g、羊肉 300g，炖汤即可。

(6) 脾肺气虚证：①黄芪炖鸡，生黄芪 30g、党参 20g、老母鸡 1 只，将黄芪置于鸡腹中，炖至烂熟；②山药炒肉片，山药 500g、猪瘦肉 100g，加调料炒熟即可；③白扁豆粥，白扁豆 60g、粳米 100g，文火煮成粥。

合并糖尿病患者不可加糖。

六、内分泌系统疾病的中西医结合营养治疗

1. 内分泌系统疾病患者需要营养治疗吗？

内分泌系统是人体内负责调节激素分泌的器官和组织的统称，它对人体的生长、发育、代谢和免疫等方面起着至关重要的作用。内分泌系统通过分泌激素来调节身体的各种生理活动，激素的分泌量、种类和时机受到多种因素的影响，如营养、环境、生活习惯等。

内分泌系统的常见疾病包括糖尿病、肥胖、甲状腺疾病等，这些疾病不仅会对患者的生活质量产生负面影响，而且可能导致一系列并发症，如心血管疾病、神经系统疾病等。

针对不同类型和程度的内分泌疾病，医学营养治疗的作用越来越受到重视。营养治疗是指通过调整饮食结构、摄入量等方式来改善患者的营养状况，从而达到治疗疾病的目的。对于不同类型的内分泌疾病，营养治疗的方法和重点也不同，此外还有一些具体的饮食建议和注意事项，例如，对于糖尿病患者，需要控制碳水化合物的摄入量，避免高糖、高脂肪食物，适当增加膳食纤维和蛋白质的摄入；对于甲状腺疾病患者，需要适量摄入碘和硒等微量元素，但应避免过度摄入或缺乏，要保持平衡的膳食结构。

综上所述，营养治疗在内分泌疾病的治疗中起着重要的作用。通过针对不同类型和程度的内分泌疾病进行个性化营养治疗，可以帮助患者改善病情和提高生活质量。在未来，随着人们对营养与健康关系的不断深入了解，营养治疗在内分泌疾病治疗中的应用将更加广泛和深入。

2. 糖尿病患者的中西医结合营养治疗方法有哪些？

糖尿病是遗传因素和环境因素长期共同作用所导致的慢性、全身性及代谢性疾病。医学营养治疗（MNT）是糖尿病综合治疗的基础，是糖尿病病程中任何阶段预防和控制必不可少的措施。《成人糖尿病食养指南（2023年版）》综合考虑现代营养学理论，以及以"辨证施膳"为核心的中医食养理念，提出了关于糖尿病食养治疗的八条原则，具体如下。

（1）食物多样，养成和建立合理膳食习惯。主要有五大类食物，分别为谷薯类、蔬菜和水果类、动物性食物类、大豆和坚果类、烹调油和盐类。膳食指南强调，每日应摄入12种以上食物，每周25种以上，增加膳食多样性可降低糖尿病（DM）风险，促进健康。碳水化合物来源以全谷物、豆类、蔬菜为主，全谷物食品以高膳食纤维、低脂肪、低饱和脂肪酸、低胆固醇和低热量为特征。每周至少食用 4 种豆类；蔬菜摄入量增加，深色蔬菜包括多种抗氧化维生素，有助于降低 2 型糖尿病（T_2DM）风险。水果中含有大量膳食纤维、植物化学物质类黄酮、果糖，每增加100g/d 水果摄入量，健康成人 T_2DM 风险降低 2.8%。

(2) 能量适宜，控制超重肥胖和预防消瘦。建议糖尿病患者膳食能量的宏量营养素占总能量比分别为：蛋白质 15%～20%、碳水化合物 45%～60%、脂肪 20%～35%。超重肥胖患者按照每个月减少 1～2kg 的速度，3～6 个月减少体重 5%～10%。合并消瘦或营养不良的患者，应在营养指导人员的指导下，通过增加膳食能量、蛋白质的供给，结合抗阻运动，增加体重，达到并维持理想体重。老龄患者应特别注意预防肌肉衰减并保持健康体重。

(3) 主食定量，优选全谷物和低血糖生成指数食物。低血糖生成指数食物应占主食的 1/3 以上，碳水化合物提供的能量占总能量比例的 45%～60%。掌握科学进食，规律进食的方法。

(4) 积极运动，改善体质和胰岛素敏感性。餐后运动每周至少 5d，每次 30～45min，中等强度运动占 50% 以上，包括快走、骑车、乒乓球等运动项目。

(5) 饮食清淡，限制饮酒，预防和延缓并发症。养成口味清淡的习惯，每日烹调油使用量宜控制在 25g 以内，少吃动物脂肪，适当控制富含胆固醇的食物；食盐用量每日不宜超过 5g，同时注意限制含盐量较高的调味品和食物；足量饮用白水。

(6) 食养有道，合理选择应用食物。通过把握食物的"四气""五味"等属性，把日常膳食和传统中医养生食谱相结合，达到"药食同源"的效果。

(7) 规律进餐,合理加餐,促进餐后血糖稳定。一日三餐及加餐的时间和量保持相对固定。

(8) 自我管理,定期营养咨询,提高血糖控制能力。患者应重视、学习糖尿病膳食调理,制订个性化营养治疗方案。

黄帝内经《素问·奇病论》云:"消渴,此肥美之所发也,此人必数食甘美而多肥也,肥者令人内热,甘者令人中满,故其气上溢,转为消渴。"按照中医辨证论治原则,阴虚热盛证采用具有养阴清热作用的药食同源的食物,如桑叶、决明子、莲子等;气阴两虚证采用具有益气养阴作用的药物,如桑椹、枸杞子、葛根等;阴阳两虚证可选用山药、茯苓、肉桂等;肝肾阴虚采用滋补肝肾作用的食物,如银耳、芹菜及枸杞子。把日常膳食和传统中医养生食谱相结合。苦瓜具有清热解毒、消烦止渴的作用,仝小林院士认为苦酸制甜,苦酸合用,清热泻火,敛气坚阴,故能降糖,动物实验表明苦瓜、苦丁茶有降低血糖的作用,糖尿病患者常食苦瓜可以降低血糖。

3. 痛风患者的中西医结合营养治疗方法有哪些?

痛风是全球常见病、多发病,属于代谢性风湿类疾病范畴,目前发病趋势逐渐年轻化,发病人数亦逐年上涨。痛风的发生与血尿酸水平升高密切相关,是由于长期体内嘌呤代谢紊乱及(或)尿酸排泄减少所导致的血尿酸晶体沉积在骨关节或其他人体组织,除关节损害外,对肾脏、心脑血管系统均能产生影响,引起痛风性肾病、糖尿病、冠心病等,严重影响生活质量。而体内血尿酸浓度与生活方式、饮食习惯、饮酒、年龄、遗传因素等息息相关。大量研究表明,营养治疗为痛风非药物治疗的重要且有效手段，因此改善生活方式、调整饮食结构一定程度上能降低痛风发病率，缓解痛风症状。

(1) 痛风的西医营养治疗

① 减轻体重，减少脂肪的摄入。肥胖常存在于代谢综合征患者中，饮食多为高热量、高脂肪、高蛋白食物，应尽量选择植物油，低热能膳食，每日脂肪摄入严格控制在 60g 以下，不吃动物内脏、油腻食物，应循序渐进减轻体重，改善脂代谢、糖代谢谱，较安全的减重速度是每周 0.5～1kg。

② 增加碳水化合物摄入。碳水化合物摄入过少可导致饥饿性酮症，酮体生成过多与尿酸竞争排出体外，使尿酸排出过少，诱发痛风。但应避免进食过多高果糖饮料，高果糖是高尿酸血症和痛风的危险因素，且能促进尿酸的生成与排泄。

③ 控制蛋白质的摄入。推荐低盐低脂优质蛋白饮食，如鸡蛋、牛奶、鸡胸肉等，每日可摄入每公斤体重所需 0.8～1.0g 的优质蛋白，避免吃腊制品、半成品及各种含多种调料的加工品。

④ 多饮水，减少钠盐摄入。鼓励患者每日饮温水或碱性水 2000～3000ml，勤排尿，不憋尿，保证每日尿量达 2000ml 以上，以避免尿酸结晶沉积形成结石。心力衰竭患者、尿毒症患者应根据个体情况决定饮水量，主动饮水，不可等口渴了再临时暴饮，饮水时间提倡在两餐之间、晚间至睡前、清晨三个时间段。注意食物烹调方法，限制使用鸡精、蚝油、酱油等调味品（为增鲜添加了 5'-呈味核苷酸二钠等嘌呤底物）及酵母（B族维生素含量高）。

⑤ 减少酒精的摄入，酒精是诱发痛风的高危因素，酒中的酒精含量与血液中的尿酸含量呈直线相关关系。且发病与酒的种类

密切相关，啤酒、白酒绝对禁止，人体对啤酒中所含的鸟嘌呤核苷酸的吸收率极高，大大增加了痛风的发病率，但适量饮用红酒可减轻痛风发作。

⑥ 低嘌呤饮食。降低嘌呤的摄入，动物内脏、浓肉汤、火锅汤、凤尾鱼、沙丁鱼、虾、蟹、菠菜、全麦片、蘑菇、豆类等富含嘌呤，不宜食用。增加碱性食物（香蕉、西瓜、南瓜、黄瓜、草莓、苹果、菠菜、萝卜、四季豆、莲藕、海带）的摄取。

(2) 痛风的中医营养治疗：中国古代对痛风早已有了较为深刻的认识，名为"痹证""历节病""痛风"。《丹溪心法·痛风》提出"肉属火，大能动火。素有火盛者，小水不能制，若食肉浓味，下有遗溺，上有痞闷，须将鱼腥、面酱、酒醋皆断去之。"表明痛风与饮食有密切关系，多因平素过食肥甘厚味之品，脾胃运化不畅，湿热、痰热内蕴，外合风寒之邪，流窜肢节、阻滞气血经络，故见局部红肿发热、疼痛剧烈。因此日常生活中亦可用食疗法辅助治疗痛风。如湿热蕴结证可服用百合薏苡仁陈皮粥（百合、薏苡仁、粳米各 16g，陈皮 10g）清热利湿，对于同时口服秋水仙碱出现腹泻的患者有健脾止泻之功；肝肾亏虚证者可服用菟丝子羊脊骨汤（羊脊骨 1 根、肉苁蓉 25g、菟丝子 18g）补益肝肾；瘀热阻滞证者可每天服用 1g 三七粉冲服活血化瘀；痛风石形成者可服用玉米须金钱草饮。总而言之，药食同源的饮食调护方法价廉简便效专，只需因人、因时、因地制宜选择适合自己的药膳，即可慢慢达到"阴平阳秘、天人合一"的状态。

4. 高血压患者的中西医结合营养治疗方法有哪些？

高血压是以血压升高为主要特点的全身性疾病，属于中医学

"眩晕""头痛"等范畴，中医学认为高血压发病主要是由于风、痰、虚、瘀等病邪引起肝风内动、痰瘀交阻、气血阻滞、清窍失养，导致人体气血阴阳失调而致病。近年我国高血压患病率总体呈上升趋势，其危险因素多与不合理膳食相关，故膳食干预是国内外公认的高血压防治重要措施。高血压患者中西医结合营养治疗的方法如下。

(1) 减钠增钾，饮食清淡。《成人高血压食养指南（2023年版）》建议每人每日食盐摄入量逐步降至5g以下；同时，增加富钾食物（如新鲜蔬菜、水果和豆类等）的摄入；少吃含高脂肪、高胆固醇的食物，包括油炸食品和动物内脏，少吃加工红肉制品。

(2) 合理膳食，科学食养，平衡膳食。高血压患者应该遵循合理膳食原则，丰富食物品种。推荐高血压患者多吃膳食纤维丰富的蔬果；适当补充蛋白质，可多选择奶类、鱼类、大豆及其制品作为蛋白质来源；限制添加糖摄入。

(3) 吃动平衡，健康体重。推荐将体重维持在健康范围内，体质指数（BMI）在18.5～23.9kg/m^2（65岁以上老年人可适当增加）；建议所有超重和肥胖高血压患者减重。每周4～7d、每天累计30～60min的中等强度身体活动。

(4) 戒烟限酒，心理平衡，监测血压，遵医嘱进行生活方式干预，坚持长期治疗，自我管理。

(5) 中医食养主张"辨证施膳"，是中医食养的基本原则，应针对高血压的不同证型给予相应的饮食。①肝火上炎证：治以平肝潜阳，可食芹菜粳米瘦肉粥、枸杞菊花决明饮；②痰湿内阻证：治以健脾运湿，可用橘皮饭、雪羹汤；③瘀血内阻证：治以活血通络，食用山楂粥、归芪蒸鸡；④阴虚阳亢证：治以滋阴潜阳，食用苦丁菊花茶、百合银耳雪梨羹；⑤肾精不足证：治以补益肝肾，可服用乌鸡菌汤、桑椹粥；⑥气血两虚证：应当细软滋补，补益气血，服用黄芪当归鲫鱼汤；⑦冲任失调证：调和冲任，可食用当归羊肉萝卜汤、阿胶鸡蛋汤。

5. 高血脂患者的中西医结合营养治疗方法有哪些？

高脂血症是由各种原因导致内脏功能失调，引起人体脂类代谢异常，造成血浆胆固醇、甘油三酯、β-脂蛋白成分高于正常时，就形成高脂血症。属于中医学"血浊"范畴，中医认为本病是因痰湿、湿浊及痰瘀所致，主要与肝、脾、肾三脏功能失调关系密切。

(1) 高血脂的营养治疗方法

① 低脂、低胆固醇饮食：高血脂人群应该选择低胆固醇食物及富含不饱和脂肪酸的食物，而避免或限制摄入高胆固醇含量的食物（如动物性内脏、奶酪、黄油等）、高饱和脂肪和反式脂肪的食物（如糕点、油炸食品和快餐等）。

② 控制总能量摄入：高血脂人群还需合理控制总能量摄入，以维持适当体重，并通过减少能量摄入来降低血脂。建议采用小而频繁的餐食模式，并遵循"五谷杂粮为主、优质蛋白适量、均衡摄取蔬菜和水果"的饮食结构。建议选择低 GI（血糖指数）的碳水化合物。

③ 适量摄入纤维：高血脂人群应该增加膳食纤维的摄入，食用富含膳食纤维的食物不仅有益于肠道蠕动，促进排便，还可以帮助降低血液中的胆固醇和甘油三酯水平。此外，适度增加可溶性纤维的摄入也有助于降低胆固醇水平。

(2) 高血脂患者可以选择的食物

① 坚果和种子：如杏仁、核桃、亚麻籽等。

② 鱼类：如三文鱼、沙丁鱼、金枪鱼等。

③ 全谷类食物：如燕麦片、全麦面包等。

④ 水果和蔬菜：如西红柿、胡萝卜、菠菜等。

(3) 高血脂患者的中医食疗方

① 泽泻荷叶粥：泽泻 20g，荷叶 15g，粳米 100g。泽泻研成细粉，与荷叶、粳米一同入锅，熬煮成稀粥，代早餐服食。

② 山楂冬瓜汤：干山楂 25g 或鲜山楂 15g，冬瓜 100g。将山楂、冬瓜连皮切片，加水适量煎煮 20min 即可，吃山楂、冬瓜，喝汤。

6. 甲状腺疾病患者的中西医结合营养治疗方法有哪些?

(1) 甲状腺功能亢进症：指由于甲状腺生成的甲状腺激素增多，血液中的甲状腺激素过多引起的疾病。由于甲状腺功能亢进症（简称甲亢）导致机体代谢升高，饮食首先要注意高能量、高蛋白（肉、蛋、奶）、高钙及高维生素（绿色蔬菜和水果）、限制碘的摄入。过量碘的摄入会增加甲状腺激素的合成。因此，首先要注意低碘饮食，即每日碘摄入量为 50μg 以下。应忌高碘食物，包括海鱼、海虾、海带、紫菜、发菜等。病情严重时，中药牡蛎、昆布、丹参等也应禁用。

药食两用的花生、白菜籽、苏子、白芥子、莱菔子等都有抑制甲状腺激素合成的作用，所以，甲亢患者可常食用。中医方面针对甲亢患者的火旺，可食用西瓜、菜豆、芹菜、金针菜等凉性食物；阴虚者可用木耳、桑椹、百合、甲鱼、鸭等有滋阴功能的食物；脾虚者可用山药、芡实、苹果、大枣、芥菜，以健脾止泻；化痰可用含碘量不高的淡菜以理气消瘿。除应忌单用含碘高的食物外，甲亢以火旺为主者，饮食中忌温热、香燥的食物，如辣椒、桂皮、生姜、羊肉等。

(2)甲状腺功能减退症：主要是由于甲状腺激素合成及分泌减少，或其生理效应不足所致机体代谢降低的一种疾病。由于甲减患者基础代谢率降低、肠道蠕动消化吸收能力降低、骨髓造血功能减低、容易发生黏液性水肿、骨代谢障碍、骨量减少，甲减患者应注意高蛋白、补充富含铁质、维生素 B_{12}、高钙及高维生素饮食，同时限制钠盐、限制脂肪的摄入。

中医药方面，甲减患者怕冷、喜热、乏力，多属阳虚，适宜食羊肉、鹿肉、牛肉等温热类食物滋补，宜甲减患者在冬季食用；蔬菜中韭菜、山药可以温阳健脾，瓜果类中胡桃肉可以补肾温阳，甲减患者宜多食用；应少吃寒凉生冷之品，如冷饮、苦瓜、西瓜、菊花茶等。

(3)桥本甲状腺炎：该类患者的饮食重点是高纤维素食品，包括绿叶蔬菜、粗粮及新鲜水果等，如蔬菜中的白菜、芹菜、空心菜，粗粮中的黄豆、绿豆，燕麦，水果中的大枣、花生等干果，都含有丰富纤维素，同时要注意摄取高质量蛋白质。如果患者合并甲亢或甲减，则按相应饮食推荐。

(4)甲状腺结节与甲状腺癌：该类患者术前甲状腺功能正常时饮食无特殊要求。如果合并甲亢或甲减，则按相应饮食推荐。甲状腺癌术后放射性 [131]I 治疗前进行低碘饮食，可以降低血浆碘浓度，提高钠碘转运体的表达，提高残余甲状腺组织或转移灶的摄碘率，从而提高放射性 [131]I 治疗的成功率。目前对于低碘饮食的碘摄入量尚未达成共识，《[131]I治疗分化型甲状腺癌指南(2014版)》及相关研究认为，低碘饮食是指食物中碘摄入量＜每日 50μg。韩国甲状腺协会认为，低碘饮食是指碘摄入量＜每日100μg；英国甲状腺协会和欧洲甲状腺癌特别工作组均未说明低碘饮食具体的碘摄入量。

7. 内分泌系统肿瘤患者的中西医结合营养治疗方法有哪些?

内分泌系统肿瘤的发生、发展与转归受多方面因素的影响，其中营养不良是肿瘤病理学中常见的问题，会导致患者手术干预后并发症的发生率增加，延长手术时间和降低生活质量。营养饮食计划应该成为患者多学科管理的一个组成部分，食物可以与使用的口服疗法和抗肿瘤药物的代谢相互作用，而健康饮食应该是营养饮食计划的基本组成部分，因此，对肿瘤患者进行治疗时，应做到因时、因地、因人而异，制订适宜的治疗方案，饮食更是如此。

欧洲也发布了一系列建议，包括增加蛋白质的摄入量，吃5～10份碳水化合物（水果、蔬菜、全麦），每天保持低脂肪摄取量，选择富含维生素和矿物质的食物，避免饮酒。考虑到这类患者普遍存在低水平的色氨酸，同时考虑到可能患有肾功能不全，建议饮食以水果、蔬菜和全谷物为主，多吃富含维生素C的食物，减少脂肪摄入。

美国膳食指南咨询委员会认为健康的饮食主要是选择植物性的5～10份水果和蔬菜，尽量少食用动物蛋白，用豆类和其他豆类代替，限制盐和精制糖的摄入量。

中医药治疗肿瘤，强调"正气存内，邪不可干"，予中药驱邪扶正，针对患者气血阴阳偏衰，予补益气血，调理脏腑阴阳平衡，针对痰凝、湿浊、血瘀、毒聚等病理因素，予化痰祛湿、活血排毒等治疗，同时配合化疗、放疗或手术后治疗，可减轻毒副反应，远期能提高肿瘤患者的生存质量，减少复发、转移，从而提高生存率。许多药食两用中药在《中药大辞典》中的记载与现代药理实验中都表明其具有抗肿瘤的作用，如薏苡仁能抑制肿瘤细胞的分裂增殖迁移、诱导肿瘤细胞的凋亡、下调促进癌生长基因 Bcl-2 表达、上调抑癌生长基因 P53 的表达、抑制肿瘤血管的形成等，从而起到抗肿瘤作用；枸杞子能有效抑制人体癌细胞；大蒜的提取物大蒜素可通过多种机制对多种癌细胞产生杀伤作用。此外，还有一些中药具有抗肿瘤作用，如菜类中的芥菜、甘蓝、荠菜、蘑菇、菟丝子等，海产品中的海参、紫菜、昆布、蛤仔、梅花参、萱藻等，水果中的无花果、橘子、苹果、猕猴桃、山楂、葡萄、番荔枝、刺玫果等，肉禽奶蛋类中的牛肝、牛乳、蚌肉、鹅血、猪肝、猪肾等，干果中的大枣、枸杞子、核桃仁、向日葵子等，花、茶类可选茉莉花、山茶花、鸡冠花、蒲公英等，其他类中药，如人参、土茯苓、淡豆豉、参须、刺五加、厚朴、灵芝、红豆蔻等。

内分泌系统肿瘤中发病率较高的垂体瘤、甲状腺癌，现具体的营养治疗方法介绍如下。

(1)垂体瘤：垂体瘤饮食要增强营养摄入，保证充足的蛋白质和维生素，可以多食新鲜蔬菜和水果，如西瓜、柑橘、白菜等，也可以适当地进食高蛋白的食物，比如鸡蛋、牛奶、鸡肉等，避免挑食偏食。

宜吃抗脑瘤的食物，如小麦、荸荠、海蜇、苦菜、芦笋、胡萝卜、苦瓜、魔芋、芋头、慈菇、马齿苋、罗汉果、食用菌类、木耳类、坚果类、牛蒡、葛根、土茯苓、板蓝根、桑椹、蒲公英、百合、白果、杏仁、猫爪草、薏仁、牡蛎等。宜吃具有保护颅内血管作用的食物，如芹菜、荠菜、茭白、海带、海蜇、牡蛎、文蛤。宜吃具有防治颅内高压作用的食物，如玉米须、赤小豆、核桃仁、紫菜、鸭肉、海带。宜吃具有保护视力的食物，如菊花、荠菜、羊肝、猪肝。宜吃具有防护化疗、放疗副作用的食物，如香菇、银耳、黑木耳、黄花菜、核桃、芝麻、猕猴桃、羊血、猪血、鸡血、莲子、绿豆、薏苡仁、带鱼、青豆、鲟鱼、梅、杏仁、佛手。

(2) 甲状腺癌：甲状腺癌是最常见的内分泌恶性肿瘤，绝大部分甲状腺癌起源于滤泡上皮细胞。现代医学认为，它的发生与生活方式、放射线照射、性激素及精神情绪等有一定的关系。患者要注意饮食结构均衡，尽量做到饮食多样化，多吃高蛋白、多维生素、低脂肪、易消化的食物及新鲜蔬果，不吃刺激性的食物，少吃烧烤、油炸咸味的食物。微量元素硒能抑制甲状腺肿瘤，调节患者免疫功能，对降低抗甲状腺抗体有一定的好处。可以喝些用含硒的中药煲的汤来缓解症状，富含硒的中药和食物有冬虫夏草、番茄、芦笋、蘑菇等。多吃些防癌抗癌的食物，患者平时要吃些调节免疫、消肿散结的食物，能有效对抗癌症，如洋葱、大蒜、香菇、芹菜、木耳、山楂、红枣、柑橘、猕猴桃等。

8. 内分泌系统疾病的常见中医辨证及食养方有哪些?

内分泌系统疾病包含有多种代谢性疾病，主要有糖尿病、甲状腺疾病、肥胖等，中医理论常认为与体内阴阳失衡、气血津液运行、输布失常、生成不足有关。常见的中医证型有肺热津伤、胃热炽盛、肝火旺盛、气郁痰阻、气郁血瘀、痰结血瘀、脾虚不运、气阴两虚、心肝阴虚、肾阴亏虚、脾肾阳虚、阴阳两虚证等。

中医讲究药食同源，辨证施膳，针对不同的病证，有独特食养方案。

(1) 糖尿病在中医学范畴中被称为消渴病，常用的食养方有：①阴虚热盛证选择桑叶、决明子、莲子、百合、玉竹、金银花、菊花、铁皮石斛等药食以滋养气阴，清热泻火。②气阴两虚证选择薏苡仁、豇豆及牛奶等材料以益气健脾，达到养阴生津的功效。③阴阳两虚证选用肉苁蓉、山药、茯苓、肉桂、紫苏子、干姜、黑胡椒、花椒等药物。④止消渴饮，组成：鲜冬瓜皮20g，西瓜皮15g，葛根粉20g。代茶饮。以清热，生津，止渴。⑤菠菜银耳汤，组成：菠菜200g，银耳10g，食盐适量。以滋阴润燥，生津止渴。⑥葛粉饭，组成：葛粉15g，粟米150g。作主食，适量食用。以清胃泄热、养阴生津。⑦苦瓜蚌肉煲，组成：苦瓜150g，河蚌肉100g，食盐、植物油适量。佐餐食用，以滋阴止渴，清热利尿。⑧韭菜煮蛤蜊肉，组成：韭菜50g，蛤蜊肉250g，生姜、黄酒、食盐各适量。以补肾滋阴，健脾温阳。

(2) 甲状腺疾病属中医学"瘿病"范畴，古人认为，瘿病是由于外感邪毒与水土失宜、物理因素和多种致病因素致情感郁结而发病，主要的常见食养方：①气郁痰阻型，可予萝卜橘皮汤，以理气化痰，散结软坚。②气阴两虚型，予桑椹粥，以益气养血，滋阴。③肝火旺盛型，予菊槐绿茶饮代茶饮，以清肝泻火；芹菜炒香菇以清肝泻火。④心肝阴虚型，龟肉山药汤以益气滋阴。

(3) 肥胖的食养方：①痰湿内盛型，三花减肥茶代茶饮，以化痰除湿，减肥降脂。②气郁血瘀型，山楂麦芽饮煎汤代茶饮，以活血化瘀，疏肝解郁；佛手瓜炒竹笋，以行气导滞，通便瘦身。③脾虚不运型，丝瓜花鲫鱼汤佐餐食用，以健脾渗湿、利尿消肿；鸡丝冬瓜汤佐餐食用，以健脾补气，轻身减肥。④脾肾阳虚型，清炖泥鳅汤佐餐食用，以温肾助阳，健脾利水。

中医认为疾病三分治，七分养，通过辨证，因人、因地、因时制宜调整患者的阴阳气血失衡，更偏重于治病求"本"，制订全面而个性化的方案治疗。

参考文献

[1] 王河宝, 何锦精, 宋楠楠, 等. 从中医痰湿气虚论浅谈肥胖防治之谬误及健康管理的意义 [J]. 江西中医药, 2023, 54(9): 10–14.

[2] 王骁, 李兆星, 范焕芳, 等. 恶性肠梗阻的中西医治疗进展 [J]. 中国老年学杂志, 2020, 40(5): 1101–1105.

[3] 卫姝岑, 闫家文, 李文兰. 一对一营养干预模式在慢性肾功能衰竭患者临床治疗中的应用观察 [J]. 贵州医药, 2023, 47(10): 1672–1673.

[4] 程改平, 秦伟, 刘婧, 等. 《KDOQI 慢性肾脏病营养临床实践指南 2020 更新版》解读 [J]. 中国全科医学, 2021, 24(11): 1325–1332, 1307.

[5] 田锦鹰, 陈国姿, 马祖等, 等. 中医疗法对慢性肾功能不全患者营养指标影响的研究 [J]. 邯郸医学高等专科学校学报, 2006(3): 194–195.

[6] 郭璟, 邓跃毅. 中医特色膳食干预对慢性肾功能不全患者的影响 [J]. 光明中医, 2015, 30(8): 1790–1791.

[7] 王辉, 侯炜, 孙桂芝, 等. 晚期恶性肿瘤营养不良患者中医虚证证候特征的调查研究 [J]. 世界中医药, 2016, 11(12): 2793–2796.

[8] 王春华. 癌症患者康复药膳 [J]. 健康生活, 2013(5): 38.

[9] 中华医学会肠外肠内营养学分会. 中国成人患者肠外肠内营养临床

应用指南 (2023 版)[J]. 中华医学杂志 , 2023, 103(13): 946–974.

[10] 程清 . 对膀胱癌患者进行根治性膀胱全切回肠代膀胱术前对其实施肠内营养支持的效果 [J]. 当代医药论丛 , 2018, 16(19): 15–16.

[11] 徐佳敏 . 基于循证构建结直肠癌术后化疗患者营养管理方案 [D]. 湖州 : 湖州师范学院 , 2021.

[12] 任青 , 陈国铭 , 王宁 , 等 . 中西医结合治疗膀胱癌的研究进展 [J]. 中华中医药学刊 , 2024,42(8):224–231.

[13] 师伟 , 刘金星 , 张师前 . 妇科围手术期加速康复的中西医治疗专家共识 [J]. 山东中医杂志 , 2021, 40(6): 543–551.

[14] 施洪飞 , 方泓 . 中医食疗学 [M]. 北京 : 中国中医药出版社 , 2021.

[15] 林汇斯 , 李小婵 , 黄耀全 . 针灸对妇科良性肿瘤术后胃肠功能影响的临床研究 [J]. 微创医学 , 2019, 14(3): 290–292.

[16] 李增宁 , 陈伟 , 齐玉梅 , 等 . 恶性肿瘤患者膳食营养处方专家共识 [J]. 肿瘤代谢与营养电子杂志 , 2017, 4(4): 397–408.

[17] 孙志慧 . 浅述临床营养治疗的中西医结合 [C]// 中国中西医结合学会营养学专业委员会 . 第十届全国中西医结合营养学术会议论文资料汇编 . 天津中医药大学第二附属医院 , 2019: 535–538.

[18] 孙志慧 . 饮食宜忌与食物搭配一本全 [M]. 天津 : 天津科学技术出版社 , 2013: 418–470.

[19] 汤宽泽 . 抗癌饮食谱 [M]. 上海 : 上海中医药大学出版社 , 2001: 139.

[20] 黄志杰 . 中医抗癌古今验方精选 [M]. 武汉 : 湖北科学技术出版社 , 2009: 314.

[21] 吴勉华 , 石岩 . 中医内科学 [M]. 北京 : 中国中医药出版社 , 2021: 582–608.

[22] 刘志勇 , 蔡少华 . 中医食疗营养学 [M]. 北京 : 中国中医药出版社 , 2019.

[23] 杨月欣 , 葛可佑 . 中国营养科学全书 [M]. 北京 : 人民卫生出版社 , 2019.

[24] QI S, YIN P, WANG L, et al. Prevalence of Parkinson's Disease: A Community-Based Study in China[J]. Mov Disord, 2021, 36(12):

2940–2944.

[25] BOULOS C, YAGHI N, EL HAYECK—R, et al. Nutritional Risk Factors, Microbiota and Parkinson's Disease: What Is the Current Evidence?[J]. Nutrients, 2019, 11(8):1896.

[26] 魏晓艳, 张雪芳, 王丽, 等. IKAP 健康管理模式对老年帕金森病患者饮食、自护能力及营养状态的影响 [J]. 齐鲁护理杂志, 2023, 29(3): 49–53.

[27] Ó BREASAIL M, SMITH MD, TENISON E, et al. Parkinson's disease: the nutrition perspective[J]. Proc Nutr Soc, 2022, 81(1):12–26.

[28] 吕炫祺, 杨立锋, 丁强, 等. 帕金森病的营养干预探讨 [C]// 浙江省医学会教育分会, 上海市医学会医学教育专科分会, 江苏省高等学校医药教育研究会, 安徽省医学会医学教育分会. 第四届江浙沪皖医学教育年会暨 2020 年浙江省医学会医学教育学术大会论文汇编. 宁波市镇海区人民医院, 宁波卫生职业技术学院, 2020:428–434.

[29] 何静. 老年痴呆症的中医病因病机研究及治疗思路 [J]. 时珍国医国药, 2012, 23(11):2933–2934.

[30] 朱向东, 赵林华, 黄飞剑. 全小林微医辨惑传习录 [M]. 北京：人民卫生出版社, 2020: 308–310.

[31] MEZA-VALDERRAMA D, MARCO E, DÁVALOS-YEROVI V, et al. Sarcopenia, Malnutrition, and Cachexia: Adapting Definitions and Terminology of Nutritional Disorders in Older People with Cancer [J]. Nutrients, 2021, 13(3):761.

[32] 宋卓, 崔宁, 谷珊珊, 等. 精准医学背景下癌因性疲乏中医辨治的策略 [J]. 世界中医药, 2022, 17(14): 2075–2079.

[33] 郑涵, 杜颖初, 侯冠群, 等. 经典名方调治慢病虚劳及膏方应用概述 [J]. 山东中医药大学学报, 2021, 45(3): 418–422.

[34] 汪效松, 陈兴泳, 等. 早期肠内营养支持对老年急性脑梗死患者临床结局的影响 [J]. 中国老年学杂志, 2017(8): 1928–1930.

[35] 蓝鹏, 刘广飞, 张赛赛. 早期肠内营养支持对重症脑出血患者术后

并发症的影响 [J]. 中国医药科学 , 2021.(12): 162–165.

[36] 王济 , 郑燕飞 . 中国体质营养学 [M]. 北京 : 中国中医药出版社 , 2020.

[37] 朱天民 . 中医营养与食疗 [M]. 北京 : 中国中医药科技出版社 , 2017.

[38] 陈志强 , 蔡光先 . 中西医结合内科学 [M]. 北京 : 中国中医药出版社 , 2012.

[39] 吴勉华 , 王新月 . 中医内科学 [M]. 北京 : 中国中医药出版社 , 2012.

[40] 成人糖尿病食养指南 (2023 年版) [J]. 全科医学临床与教育 , 2023, 21(5): 388–391.

[41] 杨晓光 , 王晓黎 . 中国居民膳食指南 2022 | 准则—食物多样 , 合理搭配 [J]. 中国食物与营养 , 2022, 2(8): 2.

[42] LIU M, LIU C, ZHANG Z, et al. Quantity and variety of food groups consumption and the risk of diabetes in adults: a prospective cohort study [J]. Clin Nutr, 2021, 40(12): 5710–5717.

[43] LI L, YANG HY, MA Y, et al. Whole fresh fruit intake and risk of incident diabetes in different glycemic stages: a nationwide prospective cohort investigation [J]. Eur J Nutr, 2023, 62(2): 771–782.

[44] 仝小林 . 脾瘅新论 [M]. 北京 : 中国中医药出版社 , 2018: 73–74.

[45] 吴若男 , 韩磊 , 赵婷 . 痛风营养治疗的研究进展 [J]. 中国食物与营养 , 2018, 24(8): 65–69.

[46] 王淑荣 , 穆琢莹 . 痛风的中医饮食调护述要 [C]// 中华护理学会 . 中华护理学会全国中医、中西医结合护理学术交流暨专题讲座会议论文汇编 . 黑龙江中医药大学附属第一医院 , 2009: 416–419.

[47] JAMNIK J, REHMAN S, MEJIA SB, et al. Fructose intake and risk of gout and hyperuricemia: a systematic review and meta-analysis of prospective cohort studies [J]. BMJ Open, 2016, 6(10): 1136–1145.

[48] CHOI HK, WILLETT W, CURHAN G. Fructose-rich beverages and risk of gout in women [J]. Jama the Journal of the American Medical Association, 2010, 304(20): 2270–2278.

[49] 夏道宗 , 钟怡平 . 痛风的营养与饮食疗法研究进展 [J]. 浙江中医药

大学学报 , 2012, 36(11): 1249-1252.

[50]　李翔 .《痛风患者饮食营养干预》[C]// 中国营养学会 , 亚太临床营养学会 , 江苏省科学技术协会 , 中国疾病预防控制中心营养与健康所 , 农业农村部食物与营养发展研究所 . 营养研究与临床实践——第十四届全国营养科学大会暨第十一届亚太临床营养大会、第二届全球华人营养科学家大会论文摘要汇编 . 中国人民解放军 65316 部队医院 , 2019: 172.

[51]　付苗苗 , 黄社章 . 痛风患者的膳食营养防治 [J]. 中国食物与营养 , 2014, 20(9): 87-89.

[52]　陈纭 . 药学综合知识与技能 [M]. 北京 : 人民卫生出版社 , 2016: 229.

[53]　中华人民共和国国家卫生健康委员会 . 成人高血压食养指南 (2023 年版)[J]. 全科医学临床与教育 , 2023, 21(6): 484-485,507.

[54]　王增武 , 刘静 , 李建军 , 等 . 中国血脂管理指南 (2023 年)[J]. 中国循环杂志 , 2023, 38(3): 237-271.

[55]　成人高脂血症食养指南 (2023 年版) [J]. 全科医学临床与教育 , 2023, 21(7): 581-583.

[56]　刘芳 . 甲状腺功能亢进症病人的饮食指导 [J]. 中国实用乡村医生杂志 , 2006, 13(3): 8-9.

[57]　赵铮铮 . 甲减饮食 8 注意 [J]. 江苏卫生保健 , 2022, (1): 46.

[58]　吕斌 . 桥甲炎患者日常饮食注意啥 [J]. 解放军健康 , 2020, (1): 33.

[59]　张业芳 , 成钊汀 , 秦春元 . 分化型甲状腺癌患者放射性 ^{131}I 治疗前低碘饮食的研究进展 [J]. 中华护理杂志 , 2020, 55(7): 1107-1110.

[60]　楼婉婷 , 朱珍 , 谷满仓 . 薏苡仁抗肿瘤作用机制的研究新进展 [C]// 中国中西医结合学会中药专业委员会 . 2014 年全国中药学术研讨会暨中国中西医结合学会第六届中药专业委员会换届改选会论文集 . 浙江中医药大学滨江学院 , 浙江中医药大学药学院 , 2014: 205-207.

[61]　YIN X, ZHANG R, FENG C, et al. Diallyl disulfide induces G2/M arrest and promotes apoptosis through the p53/p21 and MEK-ERK pathways in human esophageal squamous cell carcinoma [J]. Oncol

Rep, 2014, 32(4): 1748–1756.

[62] LING H, LU LF, HE J, et al. Diallyl disulfide selectively causes checkpoint kinase-1 mediated G2/M arrest in human MGC803 gastric cancer cell line [J]. Oncol Rep, 2014, 32(5): 2274–2282.

[63] MCCASKILL ML, ROGAN E, THOMAS RD. Diallyl sulfide inhibits diethylstilbestrol induced DNA damage in human breast epithelial cells (MCF-10A) [J]. Steroids, 2014, 92: 96–100.

[64] 张伯礼, 吴勉华. 中医内科学 [M].4 版. 北京 : 中国中医药出版社, 2017: 316.

[65] 周俭. 中医营养学 [M]. 北京 : 中国中医药出版社, 2023: 1270–1300.

[66] 汪桂芬, 许湘华, 欧美军, 等. 口腔肿瘤患者吞咽困难与营养风险的相关性研究 [J]. 当代护士 (上旬刊), 2021, 28(6): 17–20.

[67] BREWCZYŃSKI A, JABŁOŃSKA B, MROWIEC S, et al. Nutritional Support in Head and Neck Radiotherapy Patients Considering HPV Status [J]. Nutrients, 2020, 13(1): 57.

[68] 殷秋明. 口腔癌患者根治手术前后营养状况分析 [J]. 中国口腔颌面外科杂志, 2012, 10(1): 78–80.

[69] 郭传, 马大权, 章魁华, 等. 口腔颌面部恶性肿瘤患者营养状况调查分析 [J]. 中华口腔医学杂志, 1994(3): 143–145.

[70] 陈军, 李杨, 范朝刚. 营养支持与手术部位感染 [J]. 肠外与肠内营养, 2018, 25(2): 65–67.

[71] 郭宏梅, 徐春燕, 牛文娟, 等. 改进蛋白质饮食护理方案在口腔颌面部恶性肿瘤游离组织瓣修复术患者中的应用效果研究 [J]. 当代护士 (上旬刊), 2023, 30(10): 45–48.

[72] 姚嘉晖, 张美芳, 张海峰, 等. 口腔颌面部肿瘤患者营养风险筛查和营养治疗 [J]. 上海口腔医学, 2011, 20(1): 101–105.

[73] 许秀榕, 邵菲, 廖承熙. 口腔肿瘤患者围手术期营养状况评估及干预措施 [J]. 福建医药杂志, 2009, 31(2): 159–160.

[74] KUHN M A, GILLESPIE M B, ISHMAN S L, et al. Expert Consensus Statement: Management of Dysphagia in Head and Neck Cancer

Patients[J]. Otolaryngol Head and Neck Surgery, 2023, 168(4): 571–592.

[75] NETT H, STEEGMANN J, TOLLKÜHN-PROTT B, et al. A prospective randomized comparative trial evaluating postoperative nutritional intervention in patients with oral cancer[J]. Sci Rep, 2022, 12(1): 14213.

第5章
肿瘤患者的中西医结合营养治疗

一、早期肿瘤的中西医结合营养治疗

1. 早期肿瘤患者需要营养治疗吗？

世界卫生组织（WHO）将广义营养不良定义为"营养物质摄入不足或过量，必需的营养物质失衡或营养利用受损"。因此，营养不良一方面表现为摄入量不足，另一方面表现为营养过剩。

营养不良是癌症患者的常见体征，其根本原因是营养摄入不足导致体重减轻。这种情况对癌症治疗造成不良影响，如降低治疗强度，增加治疗毒性，降低生活质量，并最终可能缩短生存时间。有15%～40%的癌症患者在初诊时已经出现营养不良，在治疗期间营养不良发生率逐渐增加，高达40%～80%。

营养不良可能会导致治疗副作用加重。通过早期干预治疗，提供足够的营养支持可以减轻恶心、呕吐、乏力等治疗副作用，提高患者的生活质量。营养不良还会延缓伤口愈合和身体组织的修复。良好的营养状态有助于促进手术后的伤口愈合，加速组织修复，提高术后康复速度。营养不良可能会导致肌肉丢失和体重下降。早期的营养治疗有助于维持肌肉质量和体重，减少身体虚弱和功能下降的风险。良好的营养状态能达到更好的治疗效果，患者在接受肿瘤治疗期间，保持良好的营养状态有助于提高治疗的成功率并延长生存时间。营养不良可能会影响患者的情绪和心理状态，影响其生活质量。通过早期的营养干预，可以改善患者的心理状态，提高生活质量。

所以，早期肿瘤患者的营养干预治疗是极其重要的，良好的营养状态对癌症患者的康复和治疗效果有着显著影响。良好的营养状态可以增强免疫功能，帮助身体更好地对抗肿瘤细胞，减少感染的风险，并提高手术、放疗和化疗等治疗方式的耐受性。

2. 早期肿瘤患者如何进行中西医结合营养治疗？

早期肿瘤患者发生营养不良的西医发病机制目前尚未完全明确，可能与能量摄入 – 消耗失衡、机体营养物质代谢紊乱及肠道菌群紊乱有关。而在中医方面，认为肿瘤营养不良多以纳呆、消瘦、倦怠乏力为主症，属癥积类疾病的并发症，又可属中医虚劳病范畴。

肿瘤营养不良可根据中医病证进行分类，包括气虚型、阴虚型、阳虚型、痰湿型和血瘀型，早期营养不良患者多以气虚型和痰湿型为主，可依据"中医治未病"理念辨证不同的体质状况，确定其营养治疗方法。根据患者消耗增加的特点，中医认为脾胃为"后天之本，气血生化之源"，可给予健脾消食、行气消积等治疗。可根据早期肿瘤患者相关症状，以"扶正祛邪"的理念，结合西医代谢治疗及抗肿瘤治疗，内扶正气，外御肿瘤。四君子汤可对气虚型且营养不良的肿瘤患者起到益气健脾的作用。中医食疗在营养支持方面也有一定疗效，以五谷为养、五果为助、五畜为益、五菜为充的理念进行平衡饮食及营养治疗。而中医穴位贴敷、针灸等技术也在改善患者营养状态中起到一定作用，中医针灸可以起到理通气血，恢复患者身体气机升降，恢复消化道功能，从而治疗患者呃逆、胃瘫疗效明显，可以有效缓解患者消化道功能，改善营养状况；因脾阳虚衰导致的腹痛、泄泻、脱肛、水肿、虚脱，可使用艾灸提高舒适度。有研究发现，在胃癌术后的患者中，肠外营养支持与黄芪注射液联合应用可以极大提高疗效，可以明显促进患者术后康复。中医药可明显防治肠内营养并发症的发生，对肿瘤患者营养治疗的发展起到了巨大的推动作用。

"兵马未动，粮草先行"，肿瘤患者应在病情早期及早开始营养筛查，尽早开始营养干预，运用西医理论和中医辨证相结合的方式进行营养治疗。

3. 中医中药在早期肿瘤患者中的应用有哪些？

在肿瘤早期，一般肿瘤体积不大，局限于原发组织层面以内，无转移、无症状或症状轻微，全身一般情况良好，体力良好或稍差。患者整体身体状态许可，常应强调先以手术、放疗、化疗等措施为主，先求尽可能以最大限度杀灭癌细胞，消除可能的隐患。与此同时，中医药可积极配合，既能对这些创伤性治疗措施起到"减毒增效"之功，又尽可能地改善患者的生存质量，调整其免疫力，积极防范，避免肿瘤复发与转移。口服中成药和中草药仅为中医药治疗的一部分，中医外治法（如针灸、推拿、中药外敷、熏洗溻渍、灌肠等）和生活饮食管理及建议（如中医功法、食疗、药膳等）也是中医药治疗肿瘤中的重要部分。

4. 辨证施膳在早期肿瘤患者中的应用有哪些？

"辨证施膳"是中医学"辨证论治"在药膳食疗中的具体应

用。"证"是施膳的前提,"施膳"以"证"为依据,证同治同,证异治异。辨证施膳包括因证施膳、因时施膳、因地施膳和因人施膳四个方面。汉代张仲景在《金匮要略》中曰:"所食之味,有与病相宜,有与身为害,若得宜则益体,害则成疾。"对癌症患者要根据其病情进行辨证施膳才能取得更好的疗效。肿瘤早期身体一般情况良好,无明显症状,此时若选择手术,则着重针对术后出现的虚弱证候,调食健脾益气、理气和胃、消食化滞或利湿清热的食疗方,药食同源物质可选用党参、黄芪、茯苓、砂仁等。

二、进展期肿瘤的中西医结合营养治疗

1. 进展期肿瘤患者营养治疗的要点有哪些?

进展期肿瘤患者因胃肠道消功能下降及机体抵抗力降低,导致抗肿瘤时不良反应明显,造成治疗中断,影响治疗效果,缩短生存期。因此,对进展期肿瘤患者实施营养治疗,提高患者生活质量,增强抵抗力,提高治疗耐受性尤为重要。

进展期肿瘤患者营养治疗的要点包括评估患者营养风险、合理选择营养治疗方式、个性化饮食、营养护理、高蛋白质饮食等。

尽早评估营养不良发生风险并制订对策可以减少营养不良带来的损害,在患者入院时使用微型营养评定量表(MNA)进行评分,17~24 分提示有营养不良风险,<17 分提示营养不良。同时,3 个月内体重下降>自身原有体重的 5% 或 6 个月内下降>10%,或 BMI<20kg/m^2,或白蛋白低于 35g/L 也可提示营养不良。

评估营养不良发生的具体原因，并制订个性化的饮食及营养护理方案，可以有效改善患者生活质量。个性化的饮食包括食管、肝、胃肠道等部位恶性肿瘤患者应避免摄入富含纤维的饮食，可以食用鸡蛋羹、豆腐脑、软面条等易消化食物，同时可以口服营养液，静脉输注营养。合并糖尿病患者应控制摄入含糖量高及脂肪含量高的食物，高血压患者应控制钠盐的摄入等。

早期营养护理及高蛋白饮食可以满足癌症患者的需求。国际营养学和肿瘤学学会发布的最新指南建议每天摄入蛋白质量应每千克体重＞1g，最高摄入量可以达到每千克体重每天1.5g，摄入蛋白质以动物蛋白为主。

肿瘤患者均应考虑进行人工营养，口服营养补充剂是最好的营养治疗方式，但在肿瘤患者这个群体中不可能都实现，但大部分患者胃肠道功能完整，因此，肠内营养应优于胃肠外营养。

2. 进展期肿瘤患者中西医结合营养治疗的方法有哪些?

进展期肿瘤的治疗通常需要多学科协作。传统中医药物配伍的复杂性，进展期肿瘤患者疾病发生的阶段性及系统性，是当代学者极为关注的问题。西医治疗除传统放化疗外，靶向治疗、免疫治疗、介入治疗等层出不穷，抗肿瘤效果显著，但不良反应明显，因此中医辅助治疗尤为重要。

中医治疗策略包括中草药制剂、动植物提取物、针灸、按摩等，其"滋正积累"等博大精深的理念从身心影响着肿瘤患者。有证据表明中西医结合可能对乳腺癌患者预后有良好的影响，在原发性肝癌经肝动脉插管化疗栓塞术后的患者中，联合中医益脾养肝方治疗较单纯手术，可以显著改善不良反应。有学者分析了64例在术中腹腔灌注化疗的胃癌患者，在术后患者肠内营养的基础上早期给予健脾通里中药黄芪煎剂，能够加速胃肠功能恢复，临床疗效显著。

肿瘤患者营养支持方式的选择有肠内营养和肠外营养，每日最佳膳食用量即为基础用量合并消耗用量。肿瘤进展引起的机体营养不良的机制与肠道菌群、机体代谢、能量平衡有关，而中医药的治疗需要临床医师秉持中医辨证论治整体治疗思想，个体化全方面评估进展期患者病情及治疗用药。西药治疗期间的消化道症状采用中医中药辅助，如治疗恶心呕吐的平胃散、治疗腹泻的参苓白术散等，可改善生活质量并延长患者的生存期。肿瘤恶病质即为五脏阴阳气血虚损，属于中医学"虚劳"的范畴，故调节阴阳、寒热、虚实，把握肿瘤患者西药与中药治疗及营养支持的平衡，在整体疾病进展与局部症状之间、扶正与祛邪之间、辨证与辨病之间结合思想，给出方案。

3. 中医中药在进展期肿瘤患者中的应用有哪些？

肿瘤进展期，一般肿瘤体积较大，侵犯发病脏器各层，并累及邻近组织，有区域淋巴结转移，但无远处转移；局部症状明显，一般状况尚可或较差，体力稍差。由于肿瘤损伤机体组织器官的功能，一般患者此阶段偏重于气血亏虚的病理基础，损伤正气，很快导致气血虚，症见乏力、疲惫、食纳差等，特别经化疗、放疗手术后患者气血虚的症状尤为突出。此时，治疗肿瘤强调扶正，而扶正尤以补益气血为要。气血足，脏腑功能才能强盛；气血充，才有精气神；气血旺，抵抗力才能增强。益气养血之药首选人参、西洋参、黄芪、黄精、阿胶、当归等，尤以人参为佳，宜早用、重用、巧用。

4. 辨证施膳在进展期肿瘤患者中的应用有哪些？

肿瘤进展期病变耗伤人体气血津液，故进展期肿瘤患者多出现气血亏虚、阴阳两虚等病机转变，此时辨证施膳方面主要从减轻症状，对放化疗患者起到减毒增效的作用。化疗期间出现脏腑虚损、气血不足之象，可选用益气养血、健脾补肝肾之品，例如人参、黄芪、阿胶、大枣、枸杞、桂圆等；出现恶心、呕吐、纳少等胃肠反应，建议用理气和胃、化湿止呕之品，可选薏苡仁、山药、赤小豆、扁豆煮粥食用，以及神曲粳米粥、姜汁橘皮饮；化疗后出现骨髓抑制，建议用健脾益气养血、补益肝肾之药，可选大枣、莲子、枸杞子、桂圆肉熬煮骨汤，可改善机体造血功能；红豆枸杞桂圆乌鸡汤可改善化疗期间贫血、白细胞减少症状。

三、晚期肿瘤的中西医结合营养治疗

1. 晚期肿瘤患者营养治疗的意义有哪些？

营养障碍在晚期肿瘤患者中非常普遍，癌症相关营养不良的患病率晚期高达 80%。因此，晚期肿瘤患者的营养治疗具有重要意义。

(1) 维持生命体征：营养治疗通过提供患者所需的各类营养物质，保证基本生理功能，维持生命体征的稳定。充足的能量和营养物质能帮助患者维持正常的心跳、血压、呼吸等基本生命活动，预防和减少因营养不良导致的呼吸、循环系统等并发症。

(2) 维持体重和肌肉质量：营养治疗有助于维持体重和肌肉

质量。癌症患者常因肿瘤引起的代谢变化、食欲减退和能量消耗增加而面临体重下降和肌肉消耗风险。体重减轻属于晚期肿瘤患者的常见问题（33%～93%），在临终期和终末期患者中尤为普遍。维持良好的体重和肌肉质量有助于患者更好地应对治疗过程中的身体挑战。

(3) 改善生活质量：良好的营养状态能够提高晚期肿瘤患者的生活质量。合理的营养治疗可以缓解患者的疲劳感，提升其体力和改善精神状态，使患者能在相对舒适的状态下度过生命的最后阶段。

(4) 减轻症状和不良反应：营养支持可以帮助减轻晚期肿瘤患者常见的症状和治疗不良反应，如味觉障碍、恶心、呕吐、食欲不振等。

(5) 提高免疫力、延长生存期：尽管晚期肿瘤患者的生存期主要取决于疾病的发展，但营养治疗仍然可以在一定程度上延长其生存期。通过提供适当的营养治疗，患者的免疫系统得以强化，从而降低疾病恶化速度，在一定程度上延长了生存期。

因此，对于晚期肿瘤患者，除了接受必要的手术、化疗、放疗等治疗外，还应重视通过提供充足、平衡的营养支持，维持患者的整体健康状况，提高治疗的效果，减轻症状，使患者在生命的最后阶段能获得更好的生活质量。

2. 晚期肿瘤患者中西医结合营养治疗的策略有哪些?

任何时期的肿瘤患者出现营养问题都需要治疗。早期营养干预和多学科护理，对于确保足够的营养需求和尽量减少合成代谢、耐药因素至关重要。晚期肿瘤患者营养障碍的类型和程度因癌症种类、机体状态、并发症和治疗方法而异，需要用公认的标准进行评估，从而对治疗干预进行明确的分类和标准化。中医讲究"辨证学说"，辨证也是中医营养的重要组成部分。中医营养强调个体之间具有差异性，因此应通过"个体化措施"来解决症状。

晚期肿瘤患者的中西医结合营养治疗策略主要遵循以下4点。①肠内营养（口服或鼻饲）：均衡营养，少食多餐。建议在医生的指导下选择易消化的高蛋白食物，如鸡蛋羹、鱼肉等，并且还要注意搭配新鲜蔬菜和水果，以保证各种微量元素及维生素的吸收，从而促进机体恢复。忌辛辣刺激、难消化食物。②肠外营养：如无法进行肠内营养，必要时也可以进行静脉注射营养液的支持疗法，比如葡萄糖、氨基酸、脂肪乳等足够热能、蛋白质、碳水化合物及多种维生素等成分的混合制剂，以达到营养支持的目的。③中医中药辅助调理：配合中医中药的方法来进行调理，常用药物有半夏、白术、天南星汤加减、陈夏六君子汤合二神丸等，具有益气养阴、健脾化湿的功效。④心理状态调整：在日常生活中还应注意保持良好的心态，避免过度紧张焦虑，必要时可加用抗焦虑、抗抑郁药物。中西医结合理论治疗晚期肿瘤患者的营养不良是未来营养治疗的发展方向。

3. 中医中药在晚期肿瘤患者中的应用有哪些？

晚期肿瘤的瘤体体积增大，广泛侵犯原发器官和邻近组织、器官，有局部转移、远处转移或广泛播散，症状严重，一般状况差或出现恶病质。晚期肿瘤患者，短线治疗的目标为首先消解症状，改善或提高生存质量；同时尽可能控制癌症的进一步发展。提高生存质量，延长生存时间。中医临床肿瘤的诊疗"固肾本、健脾胃"，在各种晚期肿瘤治疗中都有着重要意义。补肾药物可酌情选山茱萸、巴戟天、菟丝子、补骨脂、熟地黄、仙灵脾等。脾胃为气血生化之源，是供应机体营养的重要保障。肿瘤患者由于邪毒内蕴、痰瘀聚积、气滞血瘀等原因而影响脾胃功能，或因多次化疗直接损伤脾胃功能，导致运化失职、消化不良，出现腹胀、纳呆、水肿、消瘦、便溏等症状，进而累及其他脏腑功能，甚至加速恶病质的发展。常用药物有沙参、麦冬、天冬、太子参、天花粉、玉竹、石斛、百合、女贞子、芦根、生地黄、玄参等。

4. 辨证施膳在晚期肿瘤患者中的应用有哪些？

晚期肿瘤患者常见症状，如癌症疼痛、厌食、失眠等，同时不得不考虑的还有生存期的问题。辨证施膳、扶正培本，在肿瘤晚期治疗中占有重要地位，尤其在减轻该阶段肿瘤患者相关症状方面具有独特优势。肿瘤晚期患者多正气虚衰，毒深热甚，口渴烦躁，发热不退，大便秘结。此时运用中医的"补之、调之、和之、益之"等治疗思想，可助人体正气，调和阴阳偏盛偏衰，补益人体虚弱状态，提高患者免疫功能，加强抵御和祛除病邪的能力，抑制癌细胞生长，为进一步治疗创造条件。常用药食同源中药材，如黄芪、党参、太子参、人参、黄精、山药、天冬、麦冬、沙参、生地黄、龟甲、鳖甲、墨旱莲、女贞子、枸杞子、当归、阿胶、熟地黄、淫羊藿、补骨脂等。有些正气衰竭的患者甚至"虚不受补"，宜平补而慎用温补。如在放疗期间，由于热灼伤阴，在饮食上可多补充些补阴清凉、甘寒生津的食物，如芦笋、黑木耳、甘蔗汁、蜂蜜、百合、鳖肉等。化疗期间易出现骨髓抑制，在饮食上可以多补充足量的造血原料，如含铁的食物菠菜、动物肝脏及健脾食物薏苡仁粥、山药粥等。宜多吃一些清凉健胃、消渴除烦的水果，如西瓜、山楂、枇杷、葡萄等，切忌过食生冷油腻之物。某些消化道肿瘤患者术后或某些患者放疗后出现胃阴不足、口干纳少等症状，这时应当忌辛热、香燥伤阴的药物和食品，而以养阴清热和胃的食品为宜，如白菜、蜂蜜、萝卜、银耳、百合、梨等。

参考文献

[1] BOSSI P, DELRIO P, MASCHERONI A, et al. The Spectrum of Malnutrition/Cachexia/Sarcopenia in Oncology According to Different Cancer Types and Settings: A Narrative Review [J]. Nutrients, 2021, 13(6): 1980.

[2] CACCIALANZA R, CEREDA E, KLERSY C, et al. Early intravenous administration of nutritional support (IVANS) in metastatic gastric cancer patients at nutritional risk, undergoing first-line chemotherapy: study protocol of a pragmatic, randomized, multicenter, clinical trial [J]. Ther Adv Med Oncol, 2020, 12: 1758835919890281.

[3] REVOREDO S, DEL FABBRO E. Hepatocellular carcinoma and sarcopenia: a narrative review [J]. Ann Palliat Med, 2023, 12(6): 1295–1309.

[4] PEDRAZZOLI P, CACCIALANZA R, COTOGNI P, et al. The Advantages of Clinical Nutrition Use in Oncologic Patients in Italy: Real World Insights [J]. Healthcare (Basel), 2020, 8(2): 125.

[5] LUO F, LU Y, CHEN C, et al. Analysis of the Risk Factors for Negative Emotions in Patients with Esophageal Cancer During the Peri-Radiotherapy Period and Their Effects on Malnutrition [J]. Int J Gen Med, 2023, 16: 6137–6150.

[6] BOUTIÈRE M, COTTET-ROUSSELLE C, COPPARD C, et al. Protein

intake in cancer: Does it improve nutritional status and/or modify tumour response to chemotherapy? [J] J Cachexia Sarcopenia Muscle, 2023 , 14(5): 2003–2015.

[7] ARGILÉS JM, LÓPEZ-SORIANO FJ, STEMMLER B, et al. Cancer-associated cachexia–understanding the tumour macroenvironment and microenvironment to improve management [J]. Nat Rev Clin Oncol, 2023, 20(4): 250–264.

[8] BRAHA A, ALBAI A, TIMAR B, et al, Popovici D. Nutritional Interventions to Improve Cachexia Outcomes in Cancer-A Systematic Review [J]. Medicina (Kaunas), 2022, 58(7): 966.

[9] 苑思羽，侯俊杰，张片红. 肿瘤姑息治疗患者的营养策略 [J]. 长春中医药大学学报，2023, 39(12): 1412–1417.

[10] 谢虹亭，段可欣，龙思丹，等. 基于"补虚泻实"法探讨中西医结合治疗肿瘤营养不良 [J]. 中国医药导报，2023, 20(23): 152–155.

[11] 蔡秀江，李红，杨海慧，等. 四君子汤临床应用研究进展 [J]. 实用中医药杂志，2023, 39(11): 2286–2288.

[12] 陈小平. 穴位贴敷对改善晚期肿瘤患者营养状况的临床研究 [J]. 中医临床研究，2017, 9(17): 110–112.

[13] 贾淑云，乔趁心，吴晓雷. 黄芪注射液配合肠外营养支持用于胃癌患者术后康复的临床研究 [J]. 中国临床药理学杂志，2022, 38(2): 99–102.

[14] 陈红，周淑惠，管艳. 个性化饮食和营养护理在老年进展期食管癌患者放射治疗期间的应用价值 [J]. 中西医结合护理 (中英文)，2021, 7(06): 82–84.

[15] LAVIANO A. High protein diet in digestive cancers[J]. Curr Opin Clin Nutr Metab Care, 2022, 25(5): 348–353.

[16] MARTINOVIC D, TOKIC D, PUIZINA M E, et al. Nutritional Management of Patients with Head and Neck Cancer-A Comprehensive Review[J]. Nutrients, 2023, 15(8):1864.

[17] DE MOURA A, TURPIN A, NEUZILLET C. Soins de support

nutritionnels dans le parcours des patients atteins de cancers oesogastriques [Nutritional supportive care in the course of patients with esophagogastric cancers][J]. Bull Cancer, 2023, 110(5): 540–551.

[18] LEE YC, CHEN YH, HUANG YCJ, et al. Effectiveness of Combined Treatment with Traditional Chinese Medicine and Western Medicine on the Prognosis of Patients with Breast Cancer [J]. J Altern Complement Med, 2020, 26(9): 833–840.

[19] 宋春荣, 南然, 刘永刚, 等. 益脾养肝方对肝郁脾虚证原发性肝癌 TACE 患者 bFGF、VEGF、AFP-L3 及免疫功能影响 [J]. 辽宁中医 药大学学报, 2022, 24 (1): 80–84.

[20] 周富海, 于庆生, 潘晋方, 等. 胃癌术中行洛铂腹腔化疗联合术 后早期芪黄煎剂的应用效果 [J]. 中国临床保健杂志, 2022, 25 (6): 775–779.

[21] ZHANG Y, LOU Y, WANG J, et al. Research Status and Molecular Mechanism of the Traditional Chinese Medicine and Antitumor Therapy Combined Strategy Based on Tumor Microenvironment [J]. Front Immunol, 2021, 11: 609705.

[22] 李占东, 孙红, 冯烨, 等. 晚期肿瘤的营养风险筛查与中西医结合治 疗 [C] // 中华中医药学会. 发挥中医优势, 注重转化医学——2013 年全国中医肿瘤学术年会论文汇编. 北京: 北京大学肿瘤医院, 北 京市肿瘤防治研究所中西医结合暨老年肿瘤科恶性肿瘤发病机制 及转化研究教育部重点实验室, 2013: 32–37.

[23] GARUTTI M, NOTO C, PASTÒ B, et al. Nutritional Management of Oncological Symptoms: A Comprehensive Review [J]. Nutrients, 2023, 15(24): 5068.

[24] CASIRATI A, DA PRAT V, CEREDA E, et al. The Key Role of Patient Empowerment in the Future Management of Cancer-Related Malnutrition [J]. Nutrients, 2023, 15(1): 235.

[25] AMANO K, MAEDA I, MORITA T, et al. C-reactive protein, symptoms and activity of daily living in patients with advanced cancer

receiving palliative care [J]. J Cachexia Sarcopenia Muscle, 2017, 8(3): 457–465.

[26] FUHSE K. Gewicht, Ernährung, Lebensqualität-Sicht onkologischer Patienten [Weight, nutrition, quality of life-Perspective of oncological patients] [J]. Inn Med (Heidelb), 2023, 64(6): 540–545.

[27] TOBBERUP R, THORESEN L, FALKMER UG, et al. Effects of current parenteral nutrition treatment on health-related quality of life, physical function, nutritional status, survival and adverse events exclusively in patients with advanced cancer: A systematic literature review [J]. Crit Rev Oncol Hematol, 2019, 139: 96–107.

[28] NARIMATSU H, YAGUCHI Y T. The Role of Diet and Nutrition in Cancer: Prevention, Treatment, and Survival [J]. Nutrients, 2022, 14(16): 3329.

[29] SHAKHSHIR M, ABUSHANAB A S, KONI A, et al. Mapping the global research landscape on nutritional support for patients with gastrointestinal malignancy: visualization analysis [J]. Support Care Cancer, 2023, 31(3): 179.

[30] GHOSE M, GENTON-GRAF L, MECHAHOUGUI H, et al. Soutien nutritionnel aux personnes atteintes de pathologie oncologique avancée [Nutritional support for individuals with advanced oncological pathology] [J]. Rev Med Suisse, 2023, 19(855): 2385–2389.

[31] WATANABE H, OSHIMA T. The Latest Treatments for Cancer Cachexia: An Overview [J]. Anticancer Res, 2023, 43(2): 511–521.

第6章
肿瘤患者围术期的中西医结合营养治疗

一、肿瘤患者术前的中西医结合营养治疗

1. 肿瘤患者术前营养不良的发病率高吗？

中国恶性肿瘤患者营养不良的发生率非常高。一项研究统计了新入院的恶性肿瘤患者中，PG-SGA B 级（中度营养不良）发生率为 35.5%，PG-SGA C 级（重度营养不良）发生率为 31.8%，所以入院时总体营养不良的发生率高达 67.3%。从不同类型的肿瘤患者来看，包括胰腺癌、食管癌、胃癌、肾癌、膀胱癌、头颈部肿瘤、肺癌等多类肿瘤患者营养不良的发生率接近或超过 50%。并且 MOMENT 研究发现，在中国超过 58% 的营养风险患者未得到任何形式的营养支持治疗，因此肿瘤患者营养支持现状不容乐观。

2. 肿瘤患者手术前该吃哪些食物加强营养？

肿瘤患者的术前营养治疗已经被越来越多的医患所认知，多项研究提示，肿瘤患者的术前营养治疗能够改善患者术前及术后营养状况、缩短术后排气时间和住院时间、降低术后并发症发生率。肿瘤患者术前营养治疗以肠内营养为主，对于低危营养风险的患者主要推荐高蛋白、高维生素和高热量饮食，例如鸡蛋、

鱼、瘦肉、奶制品等。对于高危营养风险的肿瘤患者，不能通过正常的食物获得充分的营养供给时，推荐术前使用 ONS（口服营养补充），建议每日 ONS 的热卡量至少 400～600kcal。

中医学认为肿瘤患者手术前应通过食疗来加强营养，以增强体质和免疫力，减轻手术后的不良反应。根据中医理论，肿瘤患者在手术前应选择能够补气、健脾、养血、温中、消食、化痰、止咳、平喘、清热解毒等功效的食物和药膳。

(1) 补气健脾的食物：如黄芪、人参、党参、白术、茯苓等，这些食物有助于增强患者的体力和免疫力，为手术提供良好的身体状态。

(2) 养血的食物：如红枣、枸杞子、阿胶等，这些食物有助于改善患者的贫血状况，提高血液质量。

(3) 温中散寒的食物：如生姜、桂圆、羊肉等，这些食物有助于温暖脾胃，促进消化吸收，增强身体的抗病能力。

(4) 清热解毒的食物：如菊花、金银花、绿豆等，这些食物有助于清除体内的热毒，减轻放化疗的副作用。

(5) 高蛋白食物：如鱼、肉、蛋、奶等，这些食物富含高质量的蛋白质，有助于修复手术后的组织损伤。

(6) 富含维生素和矿物质的食物：如新鲜蔬菜和水果，这些食物含有丰富的维生素 C、维生素 E 和矿物质，有助于提高免疫力和抗氧化能力。

特殊医学用途食品：如含有短肽和中药提取物的特殊医学食品，这些食品可以快速溶解吸收，提供高质量的氮源，改善肿瘤患者的营养状态。

总之，中医食疗强调根据患者手术前的具体病情和体质进行个性化的饮食调理，通过合理搭配各种食物和药膳，达到增强体质、预防疾病的目的。在实际应用中，应在四气五味等中医理论的指导下，结合现代营养学的知识，确保食物的安全性和营养价值，以帮助肿瘤患者更好地恢复健康。

3. 肿瘤患者手术前都需要打营养针吗？

肿瘤患者术前营养治疗的目的是改善患者营养状况，提高患者手术耐受力，通常首选肠内营养。当肿瘤患者术前出现严重营养不良且伴有消化吸收功能障碍时，可以选择肠内营养联合肠外营养治疗，或者使用全肠外营养治疗。肠外营养的优点为起效快，可以迅速改善肿瘤患者的营养状态，其缺点是价格昂贵、增加代谢并发症风险、增加导管相关性血流感染及导管相关性血栓的风险等。所以当肠内营养在术前不能及时改善患者营养状况的时候需要打营养针。

4. 肿瘤患者手术前一天可以进食吗？

《加速康复外科围术期营养支持中国专家共识（2019 版）》指出缩短术前禁食时间可减轻手术应激反应，缓解胰岛素抵抗，减少蛋白质损失和禁食对胃肠功能的损害。此外，缩短术前禁食时间有助于缓解患者术前的不适感受（例如口渴、饥饿、头痛和焦虑等），从而减轻手术应激反应，所以对于术前不存在胃肠梗阻及胃瘫的患者，多数情况无须术前隔夜禁食。如果是非胃肠道手术，可以让患者在手术前一天进半流质饮食，如果是胃肠道手术，则可以让患者在术前一天进流质饮食。

5. 肿瘤患者手术当天可以喝水吗？

传统观念认为术前 10～12h 应开始禁食，结直肠手术禁食时间可能更长。有研究表明，缩短术前禁食时间有利于减少手术前患者的饥饿、口渴、烦躁、紧张等不良反应，有助于减少术后胰岛素抵抗，缓解分解代谢，甚至可以缩短术后住院时间。《加速康复外科中国专家共识及路径管理指南（2018 版）》指出，除合并胃排空延迟、胃肠蠕动异常、急诊手术等患者外，目前提倡将禁饮时间延后至术前 2h，术前 2h 可口服清流质，包括清水、糖水、无渣果汁、碳酸类饮料、清茶及黑咖啡（不含奶），不包括含酒精类饮品。因此，通常在术前 10h 饮用 12.5% 碳水化合物饮品800ml，术前 2h 饮用 12.5% 碳水化合物饮品≤400ml。

6. 肿瘤患者术前新辅助放化疗患者需要营养治疗吗?

随着肿瘤治疗模式与理念的转变，越来越多的肿瘤患者在术前接受新辅助放化疗。化疗药物在杀伤肿瘤细胞的同时，对胃肠道正常黏膜细胞有损伤作用，肿瘤患者往往会出现恶心呕吐、腹胀、厌食等不适症状。放疗的电离辐射也会在治疗肿瘤的同时导致患者出现放射性口腔黏膜炎、放射性食管炎、放射性肠炎等，从而引起进食疼痛、吞咽困难、食欲下降、恶心呕吐、腹泻等。因此肿瘤患者在术前放化疗期间，非常容易出现营养摄入不足或吸收障碍，使得放化疗推迟或停止，严重威胁到肿瘤患者的生命安全。所以对于存在营养不良的肿瘤患者，在接受术前新辅助放化疗期间需要给予营养治疗并随访观察。

7. 肿瘤患者术前怎样进行中西医结合营养治疗有哪些?

《加速康复外科中国专家共识及路径管理指南（2018 版）》指出术前应采用 NRS2002 进行全面的营养风险评估。当合并下述任一情况时应视为存在严重营养风险：6 个月内体重下降＞10%；

疼痛数字评分法（NRS）评分>5分；BMI<18.5kg/m²；血清白蛋白浓度<30g/L。对该类患者应进行营养支持治疗，首选肠内营养。当口服不能满足营养需要或合并十二指肠梗阻时可行肠外营养支持治疗。术前营养支持治疗时间一般为7~10d，严重营养风险患者可能需要更长时间的营养支持。

根据中医学理论，肿瘤患者多属于"虚劳"范畴，应采用"扶正培本""虚则补之"的原则进行治疗。中医营养治疗强调辨证施膳，根据患者的具体情况（如体质、病型等）选择合适的食疗方案。

总之，肿瘤患者术前的中西医结合营养治疗应基于全面的营养风险筛查和评估，结合中医理论和西医营养支持，采取分阶段、个性化的营养干预措施，并定期进行复查和调整治疗方案，以达到最佳的治疗效果和生活质量。

8. 中医理论在肿瘤患者术前营养治疗中的具体应用和效果如何？

中医理论在肿瘤患者术前营养治疗中的具体应用主要包括中医食疗和中医体质理论的应用。这些方法通过调整患者的饮食习惯和体质，以期达到改善患者营养状况、提高生存质量和减少化疗等治疗的不良反应。

中医食疗是通过选择适合患者体质的食物来调整患者的营养状态和增强体质。例如，根据《中医肿瘤食疗学》一书，合理的饮食能够对疾病起到治疗效果，长期坚持更能够保持健康身心。此外，中医食疗在肿瘤患者中的应用效果观察显示，使用中医食疗进行饮食护理的患者在病情状态和饮食状态上均优于对照组。

中医体质理论强调根据患者的具体体质进行个性化的饮食管理。例如，在乳腺癌住院患者化疗期饮食指导中，根据中医体质评定结果给予相应饮食指导能提高患者的营养状况。此外，中医体质理论在肿瘤患者化疗期间饮食管理中的应用价值研究表明，采用中医体质理论开展饮食管理，可有助于改善患者体质，提高其抵抗力，从而降低不良反应的发生，更好地改善其生活质量。

多项研究表明，中医食疗和中医体质理论的应用，能显著提高肿瘤患者的生存质量和减少化疗的不良反应。例如，中医食疗对肿瘤患者生存质量影响的临床研究显示，采取中医食疗干预的患者生存质量评估得分显著高于对照组。另一项研究也表明，根据中医体质评定结果给予相应饮食指导能提高乳腺癌患者化疗期的营养状况。

9. 如何根据肿瘤患者的体质和病型选择合适的中医食疗方案？

根据肿瘤患者的体质和病型选择合适的中医食疗方案，首先需要对患者进行全面的体质辨证和病型分析。中医食疗的核心在于"辨证施膳"，即根据患者的具体体质和病情，选择相应的食物和药膳来调整和治疗。以下是具体的步骤和建议。

(1) 体质辨证：需要对肿瘤患者进行详细的体质辨证。中医体质学认为，每个人都有其独特的体质类型，如气虚、血虚、阴虚、阳虚等。通过体质辨证，可以了解患者的基本体质状态，为后续的食疗方案提供依据。

(2) 病型分析：需要分析肿瘤的类型、阶段以及治疗后的恢复情况。不同的肿瘤类型和治疗阶段对营养的需求不同。例如，化疗后的患者可能需要健脾补中、祛痰利湿的食疗方法；而放疗后则可能需要滋养肺胃之阴的方法。

(3) 个体化营养方案：结合患者的体质类型和病型，制订个体化的营养方案。中医体质调养联合营养支持的中西医结合营养疗法对恶性肿瘤营养不良患者有较好的临床疗效。同时，应考虑患者的基因构成和代谢类型的不同，制订出更加精准的营养方案。

(4) 食疗与药膳的应用：根据辨证施膳的原则，选择适合患者体质和病型的食物和药膳。例如，对于化疗后患者，可以选择健脾补中、祛痰利湿的食物；对于放疗后患者，则可以选择滋养肺胃之阴的食物。药膳疗法能发挥药物与食物的双重康复作用，是饮食康复法中最常见的一种方法。

(5) 监测与调整：在实施食疗方案的过程中，需要定期监测患者的体质变化和病情进展，根据实际情况及时调整食疗方案。例如，乳腺癌患者在辅助化疗期间，加用"乳癌术后方"可以调节患者的体质。

总之，根据肿瘤患者的体质和病型选择合适的中医食疗方案，需要综合考虑患者的体质辨证、病型分析、个体化营养方案的制订以及食疗与药膳的应用等多个方面。

10. 肿瘤患者术前中西医结合营养治疗的个性化指导与教育方法是什么？

肿瘤患者术前中西医结合营养治疗的个性化指导与教育方法主要包括以下几个方面。

(1) 个性化营养评估与诊断：需要对患者进行全面的营养评估，包括饮食、营养和功能评价，以及查看实验室及仪器检查结果。这一步骤是制订个性化营养干预方案的基础。

(2) 中医辨证论治与西医个体化治疗的结合：中医依据辨证论治实施个体化治疗，西医依据细胞分子生物学特征实施个体化治疗。两者可以相互借鉴和补充，中医辨证论治更应借鉴西医个体化治疗经验，不断扩大"证"的内涵，寻找自己的靶向人群。

(3) 营养教育与健康指导：提供针对性的营养教育，内容包括回答患者的营养问题，告知营养诊断的目的，提出饮食、营养建议，纠正饮食误区，讲解肿瘤知识，破除恐怖心理，讨论个体化营养治疗的方案等。此外，还应包括膳食食材多样化、适度降低碳水化合物摄入量、采取高蛋白饮食等膳食原则。

(4) 营养干预与随访：实施个性化的营养干预方案，规划并实施营养随访。这包括健康咨询、电话咨询、互联网咨询、现场营养咨询等多种形式。通过定期的营养宣教工作和营养知识讲堂，提高患者及其家属对营养治疗的重视。

(5) 利用现代技术进行营养支持：依托现有的微信、抖音等社交媒体平台，推动"互联网＋营养健康"，进行电话随访和家庭营养指导治疗。

(6) 术前个体化营养治疗：对于胃肠道肿瘤患者，术前个体化营养治疗可以显著提高患者的营养状态，并降低术后不良反应发生率，提高患者对治疗的满意度。

肿瘤患者术前中西医结合营养治疗的个性化指导与教育方法涉及个性化营养评估与诊断、中医与西医的结合、营养教育与健康指导、营养干预与随访、利用现代技术进行营养支持以及术前个体化营养治疗等多个方面。

二、肿瘤患者术中的中西医结合营养治疗

1. 肿瘤患者手术中需要营养治疗吗？

术中营养治疗指患者在手术期间的营养和代谢管理。包括手术期间如何保证患者的液体、电解质、能量和营养需求，实现患者麻醉状态下或因手术造成创伤时仍可保持体内代谢平衡的目的。

肿瘤患者的术中营养支持尤为关键。因为患者的营养状况往往因肿瘤本身和治疗过程（如化疗、放疗）受到不同程度的影响，从而导致营养不良、免疫力下降、体力减弱等问题，具体可以体现在有些肿瘤患者存在蛋白质 - 能量营养不良（PEM）、微量营养素缺乏、肌肉萎缩和恶病质等表现。合理的术中营养支持不仅能帮助肿瘤患者更好地耐受手术，应对术中可能存在的代谢应激反应，还能减少并发症并促进术后恢复。

术中营养支持的具体手段大体包括以下几种。

(1) 液体和电解质管理：术中液体治疗一般推荐采取目标导向液体治疗，通过实时监测血流动力学指标来实施个体化液体治疗。临床研究显示采用目标导向液体治疗更能稳定患者水、电解质及酸碱平衡，降低术后感染率，避免肠道功能紊乱，促进术后胃肠道功能恢复，缩短住院时间。

(2) 肠内或肠外营养：如果患者在术中消化道功能允许的情况下，肠内营养是优选的支持方式。通过胃管或肠管可在术中提供小量的肠内营养，保持肠道功能并减少肠黏膜屏障的损伤。但是对于大多数患者，肠外营养是术中维持营养需求的重要手段。术中肠外营养通常通过静脉输注包括葡萄糖、氨基酸、脂肪乳剂等

营养物质，确保患者在手术过程中不出现营养缺乏或代谢紊乱。

(3) 能量和蛋白质供给：术中通过静脉输注葡萄糖或脂肪乳剂等能量来源，维持患者的基础代谢需求，特别是长时间手术时，能量供给尤为重要．并且肿瘤患者术中通常会有蛋白质的快速消耗和分解，因此可通过静脉途径补充氨基酸，防止术后肌肉丢失和组织修复能力下降。

(4) 血糖管理：肿瘤患者术前可能已有代谢异常，术中由于应激反应，血糖水平可能波动较大。术中可通过静脉给予葡萄糖来维持血糖稳定，防止低血糖或高血糖。维持适当的血糖水平不仅能帮助患者耐受手术，还能防止术后高血糖，避免感染或降低其他并发症的风险。

(5) 肿瘤患者常存在一些特殊情况，需要在术中进行针对性的营养管理，如恶病质患者及消化道肿瘤患者。对于存在恶病质的患者，术中应特别注意能量和蛋白质的补充。这些患者可能已经丧失了大部分肌肉和脂肪储备，身体对手术的耐受性较差，营养支持应更为积极。手术涉及消化道的患者，术中可能无法经口或经胃肠道摄入营养，因此应通过肠外营养方式来确保营养摄入，且术后要尽早过渡到肠内营养。

术中营养支持与术后营养支持是一个连续的过程，术中合理的营养管理能帮助术后更快地恢复正常营养状态。术后应尽早恢复肠内营养，尤其是对于肠道功能相对较好的患者，尽早恢复肠内营养可减少感染和其他并发症的发生。

2. 肿瘤患者手术中营养治疗的原则有哪些？

术中营养治疗的主要任务是通过补液、调节电解质和保持血糖水平，帮助患者应对手术带来的生理应激反应，核心目标是通过提供足够的能量、液体和电解质，维持患者体内的代谢稳定性。

对于肿瘤患者，他们的营养储备往往不足，因此术中营养治疗显得尤为重要。术中营养治疗的原则，在于通过液体、电解质、血糖、能量、蛋白质和微量元素等营养要素的精确管理，确保患者在手术过程中维持正常的代谢和生理功能，减少术中并发症，并为术后快速恢复奠定基础。如肿瘤患者术中液体治疗的目标是维持与患者心血管功能状态匹配的循环容量，获取最佳心输出量、组织灌注和器官功能。目前主要选择晶体液（醋酸钠林格注射液或乳酸钠林格注射液），并根据监测结果调节 Na^+、K^+、Mg^{2+}、Ca^{2+}、HCO_3^- 的含量。如果因低血容量而导致血流动力学不稳定，应该给予胶体液。目前常用的麻醉药物和麻醉方法（区域阻滞和全身麻醉等）均会引起血管扩张，导致有效循环血容量减少，通常在麻醉开始即应遵循个体化的原则，及时输注晶体液或胶体液，以维持有效循环血容量。

个体化的营养支持、动态调整和术前全面评估是确保术中营养治疗成功的关键。通过术前的营养评估（如体重、血清蛋白水平、肌肉质量等），判断患者的营养状况，制订个性化的术中营养治疗方案。并在术中根据患者的术中情况（如失血、尿量、代谢需求等）动态调整营养支持的方式和剂量。

3. 肿瘤患者手术中营养通路如何选择？

满意的静脉通道是术中进行快速补液的先决条件。复杂手术术前须常规建立一至两条满意的外周静脉通道（18G 或 16G 留置针，必要时 14G 留置针），并应置入双腔或三腔中心静脉导管。对于可能发生大出血的复杂手术或紧急大出血的病例，应经皮深静脉置入 12Fr 或 14Fr 导管，建立快速输液系统，其输液速度可达 1000～1500ml/min。快速输注的液体须加温，以避免术中出现低体温情况，并且须及时补充钙剂，避免枸橼酸中毒，同时还应预防空气栓塞。

4. 胃癌手术中为何需要放置鼻肠管？

鼻肠管是胃癌术后肠内营养的理想给予途径。首先鼻肠管是在幽门后置管喂养，它直接通过幽门进入十二指肠或者空肠，使反流和误吸的发生率大大降低，使患者对肠内营养的耐受性明显提高。其次经鼻肠管行肠内营养治疗具有操作简便、创伤小、效果可靠等优点，有利于患者术后快速康复。最后鼻肠管因其往往放置在吻合口的远端肠管，所以当出现胃癌术后吻合口瘘时，鼻肠管可以持续给予肠内营养，加速吻合口瘘的愈合。

三、肿瘤患者术后的中西医结合营养治疗

1. 肿瘤患者术后何时可以进食？

大量研究证实，术后早期经口进食能够降低机体高分解代谢反应和胰岛素抵抗，减少炎性介质释放，促进合成代谢和机体恢复，维护肠黏膜屏障及免疫功能，防止肠道细菌易位，从而减少术后并发症、缩短住院时间、降低住院费用。《加速康复外科围术期营养支持中国专家共识（2019 版）》推荐，除存在肠道功能障碍、肠缺血或肠梗阻的患者，多数患者都推荐在手术当天通过餐食或 ONS 摄入高蛋白质营养。《胃肠外科病人围手术期

全程营养管理中国专家共识（2021 版）》推荐，对胃手术患者术后 1～2d 若无胃动力障碍，即可停用胃肠减压，开始经口进食。结直肠手术患者，手术当天麻醉清醒后即可开始少量经口进食流食。

2. 肿瘤患者术后需要打营养针吗？

肿瘤患者在术后接受营养支持治疗时，摄入热卡的目标量为 25～30kcal/（kg·d）。《加速康复外科围术期营养支持中国专家共识（2019 版）》推荐，当患者口服摄入＞50% 的营养目标量时，首选 ONS 进行营养治疗；当经口摄入＜50% 的营养目标量时，需要通过管饲肠内营养进行营养支持。如果口服和管饲肠内营养仍无法达到 50% 的蛋白质或热卡的需要量＞7 天时，则应启动肠外营养。

3. 肿瘤患者术后可以吃哪些食物？

肿瘤患者术后的进食原则是由稀到浓，由少到多，缓慢增加，逐渐过渡。一般按照流质饮食—半流质饮食—软食—普通饮食逐渐过渡。流质饮食包括米汤、面汤、藕粉、牛奶、羊奶、酸奶、肉汤、蛋花汤、豆浆、鲜果汁、蔬菜汁和各种肠内营养制剂等；半流质饮食包括白米粥、烂面条、馄饨、奶糊、肉末、蒸鱼、蒸蛋、嫩豆腐、冬瓜、南瓜、果泥等；软食包括软米饭、饺子、包子、猪肉、牛肉、鱼、虾、豆腐、千张、绿叶蔬菜和各种水果等。

中医认为肿瘤患者术后可以通过食疗来辅助治疗和恢复。中医食疗的原则主要包括补气养血、生血填精、健脾养胃、益气养阴、滋肾补血等。具体的食物选择和食疗方案应根据患者的具体情况（如体质、病情等）进行个性化调整。

补气养血：术后患者常表现为气血两虚，因此需要通过食疗来补充气血。例如，可以食用富含铁质的食物，如红肉、动物肝脏等，以及富含维生素 C 的食物，如新鲜蔬菜和水果，以促进铁的吸收。

(1) 健脾养胃：术后患者的脾胃功能可能受到影响，因此需要选择易于消化的食物，如蒸蛋、蛋汤、新鲜蔬菜和豆制品等。此外，人参粥和羊肉粥等也是不错的选择。

(2) 益气养阴：术后患者可能会出现气阴两伤的情况，可以通过食用滋阴润燥的食物来调理，如银耳、百合、胡桃仁等。

(3) 滋肾补血：甲鱼是中医中常用的滋补品，被认为能大补阴之不足，适合术后患者食用。

(4) 其他推荐食物：包括但不限于羊奶冰糖煮鸡蛋、龙眼猪骨炖乌龟、枸杞瘦肉甲鱼汤等，这些食疗方具有补中和胃、润燥养血、健脾生血、滋肾养阴等功效。

(5) 营养粥品：如营养粥，由大豆、芡实、莲子、香菇、核桃仁、百合、薏苡仁等食材制成，具有增强免疫力、改善食欲等保健作用。

总之，中医食疗强调根据患者的具体情况辨证施膳，通过合理搭配食物来达到补气养血、健脾养胃、益气养阴、滋肾补血等目的，从而帮助肿瘤患者术后恢复。同时，应注意食物的营养均衡，减少摄入过于油腻或难以消化的食物，以促进患者的康复。

4. 中医食疗在肿瘤患者术后恢复中的科学依据是什么？

中医食疗在肿瘤患者术后恢复中的科学依据主要体现在以下几个方面。

(1) 改善生活质量：多项研究表明，中医食疗能够显著改善肿瘤患者的生存质量。例如，一项研究显示，接受中医食疗的恶性肿瘤患者在治疗后主症评分和饮食障碍评分均有显著下降，尤其是对于年龄≥60岁的患者，食疗组治疗前后KPS评分差值显著大于非食疗组。另一项研究也表明，中医食疗可以有效减轻患者术后不良反应，提高患者的生活质量。

(2) 减轻化疗期间的不适症状：中医食疗系列方对化疗期间患者的临床症状有一定改善作用，如乏力和食欲不振等。这表明中医食疗能够在一定程度上缓解化疗带来的副作用，从而帮助患者更好地完成治疗过程。

(3) 提高营养状况和生存质量：中医食疗能够一定程度上改善肿瘤患者的营养状况，提高生存质量。这对于术后恢复尤为重要，因为良好的营养状态是促进伤口愈合、增强免疫力的关键因素。

(4) 保护放射治疗引起的损伤：研究发现，中医食疗对放射治疗引起的淋巴细胞损伤和脂质过氧化有保护作用。这意味着中医食疗不仅有助于改善患者的整体健康状况，还能减少特定治疗手段可能带来的不良反应。

(5) 基于中医理论的个性化治疗：中医食疗是基于中医理论，通过调整食物的味道、属性来达到治疗疾病的目的。这种方法强调了个体化治疗的重要性，能够根据患者的具体情况制订个性化的饮食方案，从而更有效地促进术后恢复。

5. 如何根据肿瘤患者的体质和病情个性化调整中医食疗方案？

根据肿瘤患者的体质和病情个性化地调整中医食疗方案，首先需要对患者进行全面的体质和病情评估。这包括但不限于中医体质的评定、肿瘤的类型、阶段、治疗方案以及患者的整体健康状况。以下是制订个性化中医食疗方案的详细步骤。

(1) 中医体质评定：根据中医体质理论，对患者进行体质评定是个性化食疗方案的基础。这一步骤可以帮助确定患者属于哪种体质类型（如气虚、血虚、阴虚、阳虚等），从而为后续的食疗方案提供指导。

(2) 辨证施膳：根据患者的体质和病情，采用辨证施膳的原则，选择能够补虚扶正气和解毒攻癌毒的食物。例如，对于气虚型患者，可以选择具有补气作用的食物，如黄芪、人参等；对于血虚型患者，则应选择富含铁质和蛋白质的食物，如红枣、黑豆等。

(3) 调整饮食结构：根据患者的具体情况，调整饮食结构，包括低糖、低脂肪、高植物蛋白等。同时，根据患者的化疗阶段（治疗期或缓解期），选择相应的饮食支持方案（TD 或 RD）。

(4) 补充功能性食材：根据患者的临床值，额外提供具有抗氧化和抗凝血活性的功能性食材，如大蒜、洋葱、番茄、香菇、糙米、羽衣甘蓝、蓝莓、菠萝和姜黄粉等。这些食材可以帮助改善患者的抗氧化状态和（或）抗凝活性。

(5) 个性化护理干预：除了饮食调整外，还可以结合中医个性化优质护理，如经络护理、健脾益气、降逆和胃等方法。这些护理措施可以进一步减轻化疗后的消化道反应，提高患者的生存质量。

(6) 持续监测和调整：在实施个性化中医食疗方案的过程中，需要定期监测患者的体质变化和病情进展，根据实际情况及时调整食疗方案。

6. 肿瘤患者术后并发症与营养不良有关系吗？

肿瘤患者的术后并发症包括外科并发症和非外科并发症，外科并发症有伤口感染、吻合口瘘、创面出血、肠梗阻、腹腔感染等，非外科并发症有肺部感染、下肢深静脉血栓形成、肺栓塞、心血管疾病等。大量研究表明，肿瘤患者术后并发症与营养不良关系密切，因此《加速康复外科围术期营养支持中国专家共识（2019版）》推荐，对于存在营养不良的患者术前使用ONS应≥7d，对于重度营养不良的患者术前需进行7～14d的营养治疗，部分患者可以延长至4周。

中医确实认为肿瘤患者术后并发症与营养不良有关系。中医理论中，肿瘤营养不良被视为"虚劳"范畴，与气血阴阳亏虚有关。肿瘤患者在手术后常因长期肿瘤消耗、进食困难、手术创伤等因素导致营养状况不良，这严重影响了患者的康复和生活质量。营养不良不仅直接影响患者的治疗疗效，同时对患者心理及生活也产生了极大的影响，又进一步加重了患者的病情，使得晚期肿瘤患者生活质量极差，直接影响了治疗疗效。

中医综合治疗肿瘤患者营养不良有其独特的优势，首先对肿瘤患者营养状况进行评估与诊断，在中医理论指导下，以脏腑功能衰退、气血阴阳亏虚为主要病机，选择益气、养血、滋阴和温阳等适宜治法，进行肠内、肠外营养，同时借助食疗提高机体体质和免疫力。例如，健脾和胃合剂可以改善营养不良肿瘤患者的营养状况，提高生活质量，缓解相关症状。此外，中医护理干预可以降低胃肿瘤术后早期肠内营养不耐受率，加快肠道功能恢复。

中医体质调养联合经口营养支持（ONS）对肺癌营养不良患者化疗期间营养状况的影响研究表明，这种中西医结合营养疗法对肺癌营养不良的化疗患者有较好的临床疗效，可以明显改善患者的营养状态，从而提高患者对化疗的耐受性和敏感性。

中医认为肿瘤患者术后并发症与营养不良有密切关系，并且通过中医综合治疗可以有效改善肿瘤患者的营养状态，提高生活质量，减少并发症的发生。

7. 肠道益生菌对治疗肿瘤患者营养不良有帮助吗？

人体肠道内生存着大量有益菌，它们在消化系统中发挥重要作用。首先，它们可以帮助人体消化食物、吸收营养物质，还能合成一些维生素和矿物质。其次，它们还能产生短链脂肪酸，为肠道细胞提供能量，并维持肠道黏膜的完整性，从而缓解腹泻症状。同时，它们也可以调节人体免疫系统，增强人体抵抗力。肿瘤患者往往在术前、术后、出院后及放化疗期间，都非常容易出现纳差、腹胀、腹泻、便秘等不适症状，口服肠道益生菌可以有效改善便秘、缓解腹泻、减少肠易激综合征的发生，对肿瘤患者的营养不良有显著的治疗作用。

中医认为人体健康与肠道微生态的平衡密切相关。肠道菌群不仅参与营养消化吸收、免疫应答等生命活动，还与多种疾病的发生发展密切相关。因此，维持肠道微生态系统的平衡对宿主的生理健康显得尤为重要。

(1) 中药与肠道菌群的相互作用：研究表明，某些中药不仅可以调节益生菌或益生元，而且本身具有益生菌、益生元的作用，可通过肠道菌群发挥多种生物学效应。中药有效成分代谢转化后，肠道菌群使其代谢产物更易被吸收，甚至有减毒或增毒作用，进而发挥不同的生物学效应。

(2) 中药促进肠道益生菌生长：许多中药还具有促进肠道益生菌生长的效用，在肠道菌群紊乱调节等方面具有显著作用。例如，健脾胃中草药对肠道益生菌的影响研究表明，某些中草药能够促进益生菌的生长，改善患有溃疡性结肠炎大鼠的恢复情况及肠道中菌群的变化。

(3) 中医理论与肠道菌群的关系：从中医阴阳五行理论谈肠道菌群的研究表明，中医学以其独特的理论体系——阴阳五行学说认识人体，认识疾病并指导治疗。从中医学的思维角度对肠道菌群进行理论分析，不仅能够更好地认识人体、认识疾病，更能促进微生态学和中医药学的结合与发展。

(4) 中医药调控肠道菌群的研究进展：中医药调控肠道菌群的研究进展表明，中医药通过促进益生菌生长或抑制有害菌来改善肠道微环境，从而发挥防治肠癌等疾病的作用。中医药的整体观念、阴阳平衡、藏象理论、扶正祛邪等理念，暗合肠道菌群动态平衡理论，对机体调理具有积极意义。

中医对肠道益生菌的认识和应用，体现在其对肠道微生态重要性的认识、中药与肠道菌群的相互作用、中药促进肠道益生菌生长的作用、中医理论与肠道菌群的关系，以及中医药调控肠道菌群的研究进展等方面。这些研究不仅为中医药与肠道菌群相互作用研究提供了借鉴，也为未来中医药在肠道菌群领域的研究提供了方向。

8. 中医如何通过阴阳五行学说解释肠道微生态的平衡？

中医通过阴阳五行学说解释肠道微生态的平衡，主要体现在以下几个方面。

(1) 阴阳学说：中医学认为，人体的健康状态是阴阳两个方面保持对立统一的协调关系，在阴阳相互对立、制约、促进、依存与转化中保持动态平衡状态的结果。肠道微生态的平衡也遵循这一原则，一旦阴阳平衡关系被打破，则出现肠道菌群失调等问题。针灸治疗疾病在于调和阴阳，促进机体向阴阳平衡的状态发展，从而改善肠道微生物的多样性，增加机体的免疫功能，达到恢复肠道微生态平衡的目的。

(2) 五行学说：五行（木、火、土、金、水）学说是中医理论的核心之一，它认为自然界和人体内的事物都是由这五种基本元素构成的，并且这些元素之间存在着相生相克的关系。肠道微生态内菌群的组成结构所表现出的地域、个体差异性，是自然界五行之气对人体生长发育长期影响的一种结果，秉承了五行的物质信息。这意味着，通过调整五行之间的平衡，可以影响肠道微生态的平衡。

(3) 整体观与微生态学的统一性：中医学的整体观、阴阳平衡学说、藏象学说等基础理论与肠道微生态及宿主密切相关。微生态学研究正常微生物群与宿主和环境相互依赖、相互作用的统一有机整体，具有不同层次、不同环节的立体交叉网络结构，是物质、能量、基因流动的动态平衡。这表明，中医学的整体观和微生态学之间有许多相似之处，两者具有统一性。

(4) 中医药对肠道微生态的影响：中医药可以通过调节肠道菌群失衡，从而达到治疗疾病的目的。例如，针灸和中药可以有效改善肠道微生物的多样性，增加机体的免疫功能，从而达到改善疾病状况、恢复肠道微生态平衡的目的。此外，中医药干预糖尿病肾病的研究表明，通过中医药调节肠道菌群、抑制免疫炎症反应、保护肠道黏膜屏障、提高短链脂肪酸含量，以调整阴阳，达到"阴平阳秘"状态。

中医学通过阴阳五行理论解释肠道微生态的平衡，主要是通过调和阴阳、五行互藏、整体观与微生态学的统一性，以及中医药对肠道微生态的影响等方面来实现的。

中医学认为肠道益生菌对治疗肿瘤患者营养不良有帮助。肠道微生物群在肿瘤患者的营养不良和免疫治疗中起着重要作用。

肠道微生物群的健康状态与肿瘤患者的营养状况密切相关。肿瘤患者常常伴随着肠道菌群总数下降、多样性降低、有益菌比例减少等现象，这严重影响了机体免疫能力和患者的食欲。益生菌作为一种重要的微生态制剂，能够调节肿瘤患者肠道菌群结构及组成，改善食物摄入和小肠营养吸收，从而对肿瘤患者的营养不良产生积极影响。

益生菌联合早期肠内营养支持能够有效促进胃癌病人术后胃肠功能恢复，降低肠内营养胃肠道不耐受发生率，降低术后应激反应程度。此外，益生菌联合早期肠内营养支持还能改善肠道菌群失衡，减轻术后炎症反应，促进肠道功能的恢复，有利于胃癌患者的术后康复。

益生菌强化营养支持对胃肠道肿瘤化疗患者也有显著效果。研究表明，益生菌能够改善胃肠道肿瘤化疗患者的营养状况，增强肠道屏障功能，降低患者胃肠道不良反应的发生率。

中医学认为肠道益生菌对治疗肿瘤患者营养不良有帮助，这一观点得到了现代医学研究的支持。通过调节肠道菌群结构和功能，益生菌能够改善肿瘤患者的营养状况，增强免疫能力，促进康复。

9. 中医中药可以治疗肿瘤患者术后并发症吗？

术后并发症包括外科并发症和非外科并发症，外科并发症有腹腔出血、吻合口瘘、吻合口出血、切口感染、肠梗阻等，内科并发症有肺部感染、心血管疾病等。临床实践表明，通过中医辨证论治，结合耳穴贴压、穴位贴敷、经络艾灸等中医适宜技术，可以：①促进肿瘤术后胃肠道功能恢复，减轻恶心、呕吐、腹泻、肠梗阻等症状；②提高机体免疫力，提升免疫指标，促进切口愈合；③提高患者生活质量，减轻认知障碍，防止下肢深静脉血栓形成；④调畅气机，调理情志，舒缓紧张抑郁情绪；⑤防止术后复发转移；⑥减轻伴随症状、睡眠障碍、肩关节功能障碍。

10. 肿瘤患者术后如何进行中西医结合营养治疗？

肿瘤患者术后可以通过以下方法进行中西医结合营养治疗：①饮食调理：根据患者的营养状况和手术类型，制订个性化的饮食方案。要注意营养均衡，保证摄入足够的蛋白质、脂肪、碳水化合物和微量元素。②中药或药膳调理：根据患者的体质和证型，制订相应的治则治法。常选用具有补气养血、健脾和胃、滋阴补肾等功效的药物或药膳，搭配调理。常用的食疗方有芪枣茶、洋参鸡蛋羹、黄芪枸杞炖鸽子、苓杞粥、香菇山药黑鱼汤、甲鱼灵芝煲、归参炖母鸡、人参虾仁汤、海带萝卜汤、山慈菇牡蛎海藻汤、党参黄芪猪肚汤等。③中医适宜技术：根据患者的不同情况，选用针灸、推拿、耳穴等治疗，调节人体气血阴阳平衡，促进脏腑经络功能，缓解术后不适症状。④生活方式调整：术后需要充足的睡眠，保持良好的作息习惯，适当进行锻炼，如太极拳、八段锦等，有助于增强体质和提高免疫力。总之，患者术后进行中西医结合营养治疗策略，需要综合考虑患者的疾病和手术类型、体质、证候，制订个性化的治疗方案。

四、肿瘤患者出院后的中西医结合营养治疗

1.肿瘤患者出院后营养不良的发病率高吗？

肿瘤患者术后出院仍有较高营养风险，肿瘤本身就属于消耗性疾病，患者长期的营养消耗加上手术对机体带来的损耗，大大增加了营养风险。手术的消耗尤以消化道肿瘤的手术为主，因为手术改变了消化道器官的正常结构与功能，造成营养成分吸收障碍，且术后一段时间内机体处于应激状态，能量消耗增加，再加上术后一段时间的禁食，使身体各项营养储备逐渐耗竭，营养摄入与消耗不平衡，导致患者出现营养不良。例如，胃肿瘤行大部切除术后，患者胃容量减少、消化液分泌不足、内因子减少，影响了食物的摄入量及对各种营养素的吸收率，增加营养不良及贫血等并发症的风险；肠道肿瘤术后可导致腹泻、便秘等功能紊乱，影响营养素的消化吸收；此外，手术本身引起的术后发热、感染等可导致机体应激性消耗增加、术后早期处于负氮平衡状态，如果营养供给不足，将导致肌肉大量丢失，体重显著下降，对患者自身恢复及后续的治疗影响较大，所以手术出院后仍要重视营养补充。

2.肿瘤患者出院后的进食原则有哪些？

出院后的饮食习惯需要注意以下方面：①食物多样、合理搭配：主食以谷物为主，在患者身体允许的情况下，可多食富含蛋白质、维生素并且易消化的软食、流食，尽量在胃肠道能够正常运作时摄入足够的食物，帮助恢复身体功能，增强体质，为后续的治疗打好基础。②尽量少食多餐：患者术后胃肠功能还未完

全恢复，宜少食多餐，每次进食量不宜过多，避免引起胃胀、反酸等不良症状，尤其是消化道肿瘤术后更要避免吃太饱，每顿饭控制在 7 分饱，根据患者的具体情况，可以鼓励患者多吃 2～3 餐，尽量摄取更多营养物质。③循序渐进为主：患者术后的饮食要循序渐进，刚做完手术的患者应严格禁食禁水，出院以后按照患者的具体情况逐步恢复饮食，先以米汤、芝麻糊等流质食物作为过渡，胃肠功能逐渐恢复后可以进食米粥等半流质食物，之后再慢慢开始正常饮食，但要注意饮食尽量以软食为主，避免过于坚硬及辛辣刺激的食物损伤胃肠功能。另外，1 个月内慎用温补、活血类的食物及药物，以免引起出血等，如人参、丹参、鹿茸、红枣及羊肉、狗肉等。此外，高血压、高血脂患者应限制盐及高脂肪类食物的摄入量，糖尿病患者应避免含糖量高的食物。

3. 肿瘤患者出院后可以吃哪些食物？

肿瘤患者术后出院后应注意膳食营养搭配，坚持以谷类为主的平衡膳食模式，每天的膳食应包括谷薯类、蔬菜水果、畜禽鱼蛋奶和豆类食物。平均每天摄入 12 种以上食物，每周 25 种以上，合理搭配。无特殊禁忌者，患者出院后可以吃的食物有以下几类。

(1) 谷物和豆类：全谷物是膳食营养的重要组成部分，如燕麦、玉米、大米、小米、粳米、大豆、豌豆、芸豆、黑豆、赤小豆等。每天摄入谷类食物 200～300g，其中包含全谷物和杂豆类 50～150g，薯类 50～100g。

(2) 肉蛋类：可选择吃鱼、禽、蛋、瘦肉，如鸡肉、鱼肉、猪肉、鸡蛋、鸭蛋、鹌鹑蛋等。平均每天可摄入瘦肉 120～200g，每周最好吃鱼 2 次或 300～500g，蛋类 300～350g，畜禽肉

300～500g。鸡蛋营养丰富，吃鸡蛋不弃蛋黄，优先选择鱼，少吃肥肉、烟熏和腌制肉制品，以及深加工肉制品。

(3) 蔬菜、水果：若无特殊禁忌，新鲜蔬菜水果都可以吃，如白菜、菠菜、番茄、豆芽、南瓜、茄子、香蕉、柑橘、苹果等。尽量做到餐餐有蔬菜，保证每天摄入不少于300g的新鲜蔬菜，深色蔬菜应占1/2。果汁不能代替鲜果，情况允许的条件下，保证每天摄入200～350g新鲜水果，少喝或不喝含糖饮料，不用饮料代替白水。

4. 肿瘤患者出院后可以抽烟、喝酒吗？

肿瘤患者手术出院后，应戒烟戒酒，因为吸烟和饮酒影响肿瘤患者的术后恢复，具体如下。

(1) 饮酒的危害：①酒精能促进血液循环、扩张血管，可能导致血压升高，增加出血的可能；②酒精还会影响伤口愈合速度，进而影响手术效果；③酒精经消化吸收后会变成乙醛和乙酸，损伤消化道黏膜影响肠道的吸收效果，增加患者的营养风险。

(2) 吸烟的危害：烟草中含有许多致癌的化学物质，如烟碱、一氧化碳、砷和尼古丁等。例如尼古丁，会引起血管收缩、血小板黏性增加和角质细胞、成纤维细胞及巨噬细胞增生和活性降低，可以减低免疫细胞的数量和活性，导致机体清除微生物能力下降、组织坏死和胶原蛋白合成下降，增加手术感染率并造成术后伤口愈合不良。

此外，有研究发现，吸烟和饮酒均会提高患者的痛阈值，减弱肿瘤患者阿片类药物的镇痛效果。相较于一般的患者，长期吸烟或饮酒的患者，需要更高的药物剂量才能达到相同的镇痛效果。

5. 流质饮食有哪些？

流质膳食是极易消化、含渣很少、呈流体状态或在口腔内能融化为液体的膳食。流质膳食是不平衡膳食，因其营养价值低，只能短期使用，长期使用会导致营养不良，如需长期应用时，应配合肠内外营养。为了增加膳食中的能量，在病情允许的情况下，可给予少量芝麻油等易消化的脂肪或糖类，但应注意，糖尿病患者不可加糖。常见流质食物有豆浆、牛奶、酸奶、蔬菜汁、水果汁、莲藕羹、芝麻糊、各类肉汤等。

6. 半流质饮食有哪些？

半流质饮食是一种较稀软的食物，介于软食和流质饮食之间，食物性状通常为半流动状态，易咀嚼、吞咽和消化，比软食更易消化和吸收，比流质饮食营养成分及营养密度更高。常见的半流质食物有：肉末粥、碎菜粥、蛋花粥、面条汤、面片汤、馄饨、蒸蛋羹、蛋花汤、酸奶、豆腐脑、西瓜、香蕉泥、菜泥、碎菜叶、肉末豆腐、鱼片等。

7. 软食有哪些？

软食是一种质软、容易咀嚼和吞咽、容易消化的膳食。软食应首先满足身体营养需求，使患者达到营养平衡，但是应避免选择过分油腻、过分辛辣、粗糙植物纤维及较硬的肌肉纤维的食材。由于软食中的蔬菜和肉类均需切碎、煮烂，导致维生素和矿物质损失比较多，因此需要额外食用菜汁、水果泥等以保证足够的维生素和矿物质。常见的软食有：软米饭、粥类、杂粮粉、土豆泥、山药泥、面条、馄饨、各种发酵面食、猪肉丸子、鸡肉丸子、虾仁、鱼丸、西红柿鸡蛋、水煮蛋、白菜、南瓜、丝瓜、豆腐、菠菜、番茄、柑橘、香蕉、甜瓜等,应避免选择芹菜、韭菜等粗纤维的蔬菜。

8. 肿瘤患者出院后可以吃中药吗?

肿瘤患者出院后可以吃中药,因为癌症患者本身身体虚弱,正气不足,手术的过程会耗损气血,导致原本就正气虚弱的身体,更加亏虚。中医学认为"正气不足,而后邪气踞之",人体正气不足,身体就会出现各种各样的问题。因此,出院后对患者进行辨证,对症予以口服中药辅助调理,一方面可以补益气血,另一方面可促进患者伤口恢复。

9. 中药可以预防肿瘤复发吗?

目前为止,医学尚未完全攻克肿瘤的复发问题,无论是现代医学还是传统医学,都没有一种药物和方法能完全杜绝肿瘤的复发。但是多项研究表明,术后放化疗联合口服中药治疗,可以延缓肿瘤的复发时间和程度。此外,中药可以提高患者免疫力,减轻骨髓抑制、脱发、恶心呕吐等放化疗副反应,帮助患者增强正气,祛除身体邪气,为肿瘤的治疗提供更多可能。如刘学艳等的研究表明,益气扶正解毒汤加减治疗胃癌术后化疗患者可提高临床疗效,改善中医证候,降低肿瘤标志物水平,增强免疫功能,有助于促进胃肠功能恢复。

10. 肿瘤患者出院后怎样进行中西医结合营养治疗?

肿瘤患者术后出院,应注意能量摄入,尽量吃动平衡,保持健康体重。此外,患者出院后,我们主张只要能进食,尽早予以中药内服。如患者为早期病变，术后无须做放化疗者，术后仅以单纯中药治疗，长期观察，定期复诊。中药应以扶正与祛邪相结合，以扶正为主，并根据不同部位及肿瘤特性而分别进行辨证施治。非早期患者已行根治性手术，术后需做放化疗的，放化疗时配合中医药，放化疗结束之后或化疗期间则仍以中药扶正祛邪为主，控制病变复发和防止肿瘤转移，提高长期生存率和生存质量。术后有并发症时，根据不同情况，予以辨证施治。术后中药扶正调理应遵循几大法则，具体如下。

(1) 调理脾胃：由于手术创伤，特别是消化道手术后禁食及胃肠减压等使胃肠功能紊乱，出现纳差、腹胀气、大便不通、腑气不矢等症状，要及早给予理气化滞、益气通腑的药。若术后脾虚气亏、脾胃不和，可用香砂六君子汤（党参、白术、茯苓、甘草、陈皮、半夏、砂仁、木香）加减，以补气健脾、燥湿行气，增强食欲和精神体力。食疗方推荐党参黄芪猪肚汤，取党参 15g、黄芪 30g、砂仁 6g、陈皮 3g、猪肚 250g。先将猪肚洗净切块，连同以上材料放入砂锅内，加适量清水，大火煮沸后改小火再煲 2h，加适量食盐即成。

(2) 益气固表：大多数病人术后气短体虚，自汗或动则汗出，是表虚不固的表现，治以益气固表的玉屏风散（生黄芪、白术、防风），并加五味子、杭芍、浮小麦、煅龙骨、烧牡蛎等，效果显著。食疗方推荐芪枣茶，取黄芪 30g、红枣 5 枚、共泡茶饮。一日 1 剂，频频饮用。

(3) 养阴生津：手术气阴大伤、津亏液乏，致口干舌燥，舌尖红少苔或无苔，便干，纳差，特别是在消化道术后又瘘管形成、大量消化液丢失时多见，这时必须使用大剂量养阴生津中药以增阴液。食疗方推荐洋参鸡煲翅，取西洋参 10g、乌骨鸡 1 只、玉竹 10g。用法：西洋参切成片；乌骨鸡宰后去毛及肠脏，洗净，勿切块。将以上食材加适量水煎煮至各物熟烂，加入盐调味，温热服食。

11. 肿瘤患者出院后如何自我检测营养状态？

在整个治疗过程中，患者永远是自己健康的第一负责人，尤其是出院以后，没有医生定期监测营养状况，所以患者的自我检测尤其重要。我们鼓励患者出院后自我监测营养状态，应注意以下三点。

(1) 患者应加强自我监督意识，可以通过制作图表，每日记录自己的饮食、运动、体重、腰围、握力，以及与生活质量相关的指标进行记录，同时注意记录有无反酸、食欲减退、上腹饱胀、恶心、呕吐、腹痛、腹泻等不适症状，供以后营养评估（表 14）。

表 14　营养状态自我评价

日期（天）	体重	饮食量	运动量	反酸	胃胀、腹胀	反胃、呕吐次数	腹痛、腹泻次数	备注
1								
2								
3								
4								
5								
6								
7								

(2) 根据记录表自我评估营养状态，如果一周内经常出现食欲低下、反酸、呕吐、上腹部饱胀或者腹泻等症状，或者一周内体重减少 2～3kg 以上，应该尽早寻求医生及营养师的帮助来改善营养状态。

(3) 患者可定期检查营养相关生化指标，如血常规、血浆总蛋白、白蛋白、前白蛋白，以及钠、钾、氯、钙等微量元素的水平，确定自身的营养状况。

总之，手术后恢复期是肿瘤患者康复的关键阶段，保持良好的营养状态对患者术后恢复尤其重要，在此期间的营养不良可能导致一些并发症，如伤口感染、伤口愈合慢、体重下降等，影响患者的生活质量。

参考文献

[1] 许彦超，李洪霖，李吉磊，等．中医中药中医药治疗恶性肿瘤术后并发症的临床应用 [J]．医学综述，2021, 27(15): 3079–3083.

[2] 祝亚男，俞国红，杨方英，等．中医护理技术对减少乳腺癌患者术后并发症的效果研究 [J]．中华护理杂志，2017, 52(3): 289–292.

[3] 王聪，马驰，王珍珍．营养风险筛查指导的营养干预对肝脏肿瘤切除术后患儿康复效果的作用分析 [J]．临床医学工程，2023, 30(7): 983–984.

[4] 叶向红，衷倩雯，董露，等．胃肠道肿瘤术后辅助化疗病人营养不良现状调查与分析 [J]．肠外与肠内营养，2017, 24(6): 336–340.

[5] 张浩然．基于临床结局探讨术后营养治疗应用于胃肠道恶性肿瘤患者的成本效果分析 [D]．广州：暨南大学，2022.

[6] 刘艳涛，魏凯，陆智杰．吸烟对肝脏肿瘤切除患者术后疼痛的影响 [J]．海军医学杂志，2017, 38(5): 452–455.

[7] 施震, 周翔. 长期饮酒患者结肠肿瘤术后舒芬太尼镇痛效果观察 [J]. 肿瘤学杂志, 2015, 21(11): 904-907.

[8] 刘学艳, 裴俊文, 王芳. 益气扶正解毒汤加减治疗胃癌术后化疗患者疗效观察及对肿瘤标志物、胃肠功能的影响 [J]. 新中医, 2023, 55(22): 134-138.

[9] 曹艳辉, 赵丽婷, 刘连云. 中医营养在肿瘤临床治疗中的应用进展 [J]. 肿瘤代谢与营养电子杂志, 2018, 5(2): 216-219.

[10] 张诗军, 林佑武, 孙保国. 肿瘤患者家庭营养与药食同源 [J]. 中国临床保健杂志, 2016, 19(5): 460-463.

[11] 张春华, 于蓝, 钟进义. 中药药膳对肿瘤病人放射治疗所致损伤的保护作用 [J]. 青岛大学医学院学报, 2008, (6):525-527.

[12] 马帅. 放化疗期间如何补营养 [J]. 医药与保健, 2006, (11): 52.

[13] 郭添羽, 黄昌浩, 袁伟杰. 术前营养风险筛查对胃癌和结肠癌患者围手术期营养支持的临床意义 [J]. 中国现代医学杂志, 2016, 26(5): 119-123.

[14] 陈海滔, 陆怡, 徐超, 等. 消化道肿瘤营养的中西医全程管理新模式探索 [J]. 肿瘤代谢与营养电子杂志, 2019, 6(3): 370-375.

[15] 何富乐, 周维顺. 运用"虚毒致癌"理论指导肿瘤患者的饮食治疗 [J], 中华中医药学刊, 2013, 31(10):2191-2193.

[16] 于迪, 王斌, 石慧, 等. 胃癌围手术期营养治疗药学服务路径的实践 [J]. 中国医院用药评价与分析, 2023, 23(5): 615-618.

[17] 李冰雪, 刘杰, 林洪生, 等. 恶性淋巴瘤患者中西医结合饮食营养管理 [J]. 中医杂志, 2019, 60(24): 2150-2153.

[18] 刘永衡, 孙桂芝. 谈中医药在肿瘤综合治疗中的作用和体会 [J]. 环球中医药, 2009, 2(5): 330-333.

[19] 吴彬, 宣正荣, 蔡骏, 等. 围手术期联合应用四君子汤和大黄的早期肠内营养对胃癌术后近期免疫功能的影响 [J]. 中国临床营养杂志, 2007, (5): 295-299.

[20] 韩彬, 杨善舒, 李钟. 食疗学在中医肿瘤治疗中的应用——评《中医肿瘤食疗学》[J]. 食品安全质量检测学报, 2021, 12(22): 8963.

[21] 肖龙妹 . 中医食疗在肿瘤患者中的应用效果观察 [J]. 中西医结合心血管病电子杂志 , 2017, 5(22): 133.

[22] 张露飞 , 章小飞 , 金艾香 . 中医体质理论在乳腺癌住院患者化疗期饮食指导中的应用 [J]. 护理与康复 , 2018, 17(10): 65-67.

[23] 杨洁青 , 胡剑鸣 . 中医体质理论在肿瘤患者化疗期间饮食管理中的应用价值 [J]. 中医药管理杂志 , 2019, 27(18): 140-142.

[24] 赵艳 , 顾明明 , 魏代香 . 中医食疗对肿瘤患者生存质量影响的临床研究 [J]. 中国农村卫生 , 2019, 11(16): 26.

[25] 焦静 , 郑瑾 , 赵参军 . 肿瘤营养不良患者的中医体质研究进展 [J]. 肿瘤代谢与营养电子杂志 , 2020, 7(4): 387-390.

[26] 王洪儒 , 李培训 . 中医食疗辅助治疗肿瘤 [J]. 长春中医药大学学报 , 2012, 28(2): 248-249.

[27] 季亚婕 , 唐菁 , 陈玮黎 , 等 . 辅助化疗对乳腺癌患者中医体质的影响及"乳癌术后方"的调节作用 [J]. 上海中医药大学学报 , 2016, 30(1):11-14, 40.

[28] 石汉平 , 杨剑 , 张艳 . 肿瘤患者营养教育 [J]. 肿瘤代谢与营养电子杂志 , 2017, 4(1): 1-6.

[29] 朱尧武 , 杨宇飞 . 中西医在"肿瘤个体化治疗"的理念下站到一起 [J]. 医学与哲学 (B), 2012, 33(6):22-24, 40.

[30] 金文赫 . 术前个体化营养治疗对胃肠道肿瘤患者营养状况及术后不良反应的影响 [J]. 现代医学与健康研究电子杂志 , 2018, (17): 156, 158.

[31] 一尾鱼 . 术后食甲鱼 , 滋阴又补血 [J]. 健康之路 , 2005, (11): 46-47.

[32] 董海鹰 , 王知非 , 蔡莉 . 乳腺癌患者术后生活质量与康复指导教育的相关性 [J]. 中国临床康复 , 2006, 10(42): 28-30.

[33] 方向泽 , 祁建湖 , 钟小宇 . 消化道肿瘤术后重在健脾养胃 [J]. 世界最新医学信息文摘 , 2015, 15(77): 101-102.

[34] 永泰 . 肿瘤术后的食疗方 [J]. 食品与健康 , 2003, (9): 41.

[35] 侯莉莉 . 研究合理饮食在胃癌术后治疗的作用与中医食疗的应用前景 [J]. 智慧健康 , 2019, 5(36): 66-67.

[36] 赵诚和, 谢雅之, 周韶梅, 等. 中医食疗系列方改善肿瘤患者化疗期间症状临床观察 [J]. 世界科学技术 – 中医药现代化, 2017, 19(4): 663–668.

[37] 姜维维, 李丽芳, 杨静雯. 中医食疗在肿瘤患者康复中应用效果研究 [J]. 中西医结合护理 (中英文), 2015, 1(3): 10–12.

[38] 逄妍, 齐虹. 食疗在肿瘤中医护理中的应用 [J]. 实用中医内科杂志, 2011, 25(7): 107–108.

[39] 吴清清, 钱铃铃, 陈小燕, 等. 基于"因质施护"中医个性化优质护理肿瘤化疗消化道反应 [J]. 南通大学学报 (医学版), 2020, 40(6): 561–563.

[40] 王凌玲, 黎余余. 中医食疗在肿瘤患者中的应用效果观察 [J]. 光明中医, 2017, 32(4): 475–476.

[41] 宗铭桐, 谢虹亭, 席玲泽, 等. 基于"建中"理论探讨肿瘤营养不良病机及治法 [J]. 陕西中医, 2024, 45(6): 794–797.

[42] 张海忠, 李群. 中药扶正复元方配合肠内营养对食管癌术后患者营养状况和生活质量的改善效果观察 [J]. 中国中医药科技, 2022, 29(3): 499–500.

[43] 胡陵静, 郭婷婷. 中医药综合治疗肿瘤患者营养不良的优势 [C]// 中国中西医结合学会营养学专业委员会第七届全国中西医结合营养学术会议论文资料汇编. 重庆市中医院, 2016:4.

[44] 刘玉琴, 田碧玲, 秦英. 健脾和胃合剂改善肿瘤患者营养不良及生活质量的疗效观察 [J]. 中国肿瘤临床与康复, 2019, 26(7): 855–857.

[45] 祖先鹏, 林璋, 谢海胜, 等. 中药有效成分与肠道菌群相互作用的研究进展 [J]. 中国中药杂志, 2016, 41(10): 1766–1772.

[46] 韩卓君, 吴小平, 严明煜, 等. 中药与肠道菌群相互作用机制探讨 [J]. 世界中医药, 2021, 16(24): 3591–3595.

[47] 赵鑫, 付志飞, 高秀梅. 基于肠道益生菌的中药防治疾病作用研究进展 [J]. 世界科学技术 – 中医药现代化, 2019, 21(6): 1097–1102.

[48] 丁硕. 九种健脾胃中草药对三种典型益生菌体外生长及溃疡性结肠炎大鼠的影响 [D]. 河北农业大学, 2013.

[49]　邵晓姣 , 成泽东 . 从中医阴阳五行理论谈肠道菌群 [J]. 辽宁中医药大学学报 , 2013, 15(07): 136–137.

[50]　金雨婷 . 中医药调节大肠癌肠道菌群变化研究进展 [J]. 中医临床研究 , 2021, 13(19): 136–138.

[51]　郭军 , 武正权 . 中医药调控肠道菌群的研究进展与思考 [J]. 山西中医药大学学报 , 2023, 24(6): 700–703.

[52]　张北平 , 赵喜颖 , 吴艺锋 . 肠道微生态与中医理论相关性的研究进展 [J]. 现代消化及介入诊疗 , 2011, 16(04): 276–277.

[53]　莫超 , 黄国东 , 史伟 , 等 . 基于中医阴阳理论探讨肠道微生态对糖尿病肾脏病的影响 [J]. 中国实验方剂学杂志 , 2024, 30(3): 178–186.

[54]　李帅帅 , 罗瑞熙 , 韦亚琼 , 等 . 基于肠道微生态系统生理病理特点的"五行互藏"理论探讨 [J]. 时珍国医国药 , 2022, 33(08): 1958–1960.

[55]　魏文迪 , 石固地 , 单宝龙 , 等 . 略论精气阴阳五行学说与微生态理论的统一性 [J]. 山东中医杂志 , 2013, 32(08): 523–524, 530.

[56]　袁伟渠 , 杨卓欣 , 周玉梅 , 等 . 基于阴阳平衡理论探讨针灸与肠道微生态的关系 [J]. 世界科学技术 – 中医药现代化 , 2020, 22(11): 4009–4016.

[57]　王瑞琦 , 张兰威 , 于壮 . 肿瘤患者肠道菌群特征及益生菌改善其营养不良的应用前景 [J]. 肿瘤代谢与营养电子杂志 , 2022, 9(1): 18–23.

[58]　陈永兵 , 黄晓远 . 益生菌对胃癌术后早期肠内营养不耐受的预防作用分析 [J]. 中外医疗 , 2022, 41(16): 75–78.

[59]　邓凯元 , 单廷 , 顾琛 , 等 . 益生菌联合早期肠内营养支持对于胃癌病人术后康复的影响 [J]. 肠外与肠内营养 , 2021, 28(4): 207–210, 215.

第7章
肿瘤患者不良反应的中西医结合营养治疗

一、化疗药物不良反应的中西医结合营养治疗

1. 化疗药物最常见的不良反应有哪些?

化疗全称为化学药物治疗,是非手术治疗恶性肿瘤的重要方法之一,通过杀灭恶性肿瘤细胞,抑制细胞的生长繁殖,缩小肿瘤,达到治疗效果,属于全身治疗方法。由于其属于细胞毒性药物,进入体内后,会对患者的正常组织或细胞造成一定程度的损害,从而出现各种不良反应。

(1) 特异系统的不良反应

①消化系统:恶心、呕吐、食欲下降;腹泻或便秘;肝功能损害,转氨酶升高。②造血系统:骨髓抑制表现为白细胞、红细胞和血小板的下降,出现感染、贫血、出血等。③泌尿系统:肾毒性、膀胱毒性、尿频尿急尿痛、尿血、蛋白尿等。④神经系统:多见末梢神经病变,表现为手足等肢端麻木、疼痛等。⑤皮肤:脱发、皮疹、手足综合征、皮肤色素沉着,绝大多数停药后可逐渐恢复。⑥呼吸系统:肺间质纤维化、肺炎、肺水肿等。

(2) 化疗的远期毒性反应

①心脏毒性:心律失常、充血性心力衰竭、高血压等。②生

殖系统：女性月经失调、子宫内膜增生不良，男性睾丸萎缩、精子减少或活力下降。③致畸作用和致癌作用。

(3) 其他毒性反应：如乏力、过敏反应等。

2. 中西医结合营养治疗如何改善化疗药物的不良反应？

中西医结合营养治疗可显著改善化疗药物引起的不良反应，在中医学整体观念、辨证论治的指导下，调节机体整体功能，提高临床疗效，减毒增效，强调根据患者接受化疗的不同时期及临床表现辨证施治。通过中医辨证论治，可有效保护骨髓功能，多以补益元气、调和营卫为法，减轻或消除骨髓抑制；改善症状或体征，提高生活质量。饮食上选择富有营养的食物，多食优质蛋白（鸡蛋，猪肉，鱼肉，骨髓等）及高维生素饮食（如红枣、香菇等），以提高机体免疫力。中药汤剂辨证论治，常用归脾汤、四君子汤、补中益气汤、当归补血汤、六味地黄丸等填精生髓、健脾养血。小柴胡汤是处理化疗毒副反应常用的经方之一，健脾除湿、疏肝理气、和胃止呕，可根据患者的具体症状加减药物和调整汤剂的用量、服用次数。如化疗期间出现明显的纳差、恶心、呕吐、嗳气、泛酸、厌油腻、腹胀等，中医学辨证属于脾胃不和，则给予健脾和胃、降逆止呕，常用二陈汤、旋覆代赭汤、橘皮竹茹汤或丁香柿蒂散等加减来治疗。旋覆代赭汤降逆化痰，益气和胃，可有效缓解化疗药物所致的毒副反应；丁香柿蒂散疏经散结、理气消食，可缓解恶心呕吐、胸胀腹满等症状。如出现明显的乏力或者骨髓抑制，头晕气短，虚汗等，中医辨证为气血亏虚型，给予八珍汤或者当归补血汤等补气养血，从而改善患者相关不适症状等，亦可用中医外治，如穴位贴敷和耳穴压豆等。

3. 中西医结合营养治疗可以改善化疗引起的腹泻吗?

中西医结合营养治疗可以改善化疗引起的腹泻。当化疗的患者出现腹泻时,要注意保持饮食卫生,避免食用生冷、油腻、刺激性食物;注意腹部保暖,避免受凉;注意补充水分和电解质,避免脱水。可食用苹果汁、清淡的肉汁等,液体的温度与室温接近为宜,过冷过热都可能刺激肠胃从而再次出现腹泻。注意少量多餐,增加摄取含钾量高的食物,比如梨等。注意摄取低渣食物,如白米、白面包、面条等,不可服用牛奶和奶制品,可能会导致腹泻恶化。食疗方推荐砂仁山药炖猪肚,取砂仁 15g、山药 80g、猪肚 1 个(300~400g)。砂仁打破,山药切细片,猪肚洗净并去除脂肪。将砂仁放入猪肚内,加水适量,炖 2~3h 至猪肚熟烂,和盐调味,饮汤或佐膳。药物治疗可以采用止泻和保护肠黏膜的药物,比如黄连素、蒙脱石散等。注意调整肠道菌群,如属于感染性腹泻,应口服或者静脉应用抗生素治疗。

中医学认为化疗引起的腹泻多与脾胃虚弱、湿邪困脾等有关,因此以健脾祛湿、调理脾胃为原则,中药汤剂根据患者的具体情况进行个性化配伍,同时采用针灸和推拿缓解腹痛、腹胀等症状。恶性肿瘤患者多为年老体弱者,化疗药物多属寒凉,易伤脾肾之阳,如属脾肾虚寒证,治疗法则为健脾温肾,常选用附子理中汤合金匮肾气丸加减治疗。肿瘤化疗性腹泻的发生与湿邪密切相关,且易反复发作,湿邪存内久不去则易蕴而化热,表现为湿热证时,治疗当以清肠止泻为治则,常用葛根芩连汤加减。寒热错杂型腹泻辛开苦降、补泻兼施,常选用半夏泻心汤加减。肿瘤患者常有情志不遂、心情低落等肝气郁结表现,气机郁结贯穿于肿瘤发生发展的始终,因此肝气郁结亦是肿瘤化疗后引起腹泻发生的主要因素。治疗应该以疏肝解郁为基本治则,用柴胡疏肝散汤等疏肝解郁之剂，共奏理气解郁、健脾和胃之效。在现代医学治疗的基础上，结合中医治疗，可提高疗效。如在抗生素治疗的同时，配合中药汤剂调理脾胃；在调理肠道菌群的同时，进行针灸和推拿治疗等。

4. 中西医结合营养治疗可以改善化疗引起的便秘吗？

中西医结合营养治疗可以改善便秘。肿瘤患者化疗后很容易出现便秘等胃肠功能紊乱，主要因为化疗期间患者活动量小，进食少，托烷司琼等止吐药也会加重便秘，抑制胃肠蠕动。罹患癌症的患者在接受治疗时，都会出现担心、焦虑、紧张等状态，长此以往的神经紧绷，会抑制体内副交感神经系统，体内的粪便就无法正常排出。中西医结合营养学主张便秘时优先从平时的饮食上入手，应禁忌烟酒、辛辣食物；保证高蛋白、高脂肪的同时，增加富含可溶性纤维的食物，比如粗粮（如燕麦片、糙米、红薯等）、豆类、芹菜、菠菜、胡萝卜、菌菇、火龙果等，多吃一些水果蔬菜，如香蕉等，但水果不宜太凉，可以用温水泡一下，也可以喝点香油，要少食多餐、多喝水，促进肠胃蠕动，缓解便秘。食疗方推荐双参猪髓汤，取党参30g（切细、包纱布）、海参200g（浸泡好的重量）、海带50g、猪脊骨连髓带肉500g（斩细），加水适量，武火煮沸，文火煲3h，和盐调味，去党参药渣包，饮汤食肉。化疗期间出现便秘，可通过运动，如慢走、跑步、游泳等来促进胃肠道蠕动。如不能缓解，可以选择服用通便药，是化疗后治疗便秘最好的办法，主要包括渗透性泻药，如聚乙二醇、乳果糖；容积性泻药如麦麸；刺激性泻药，如大黄、番泻叶等；促进胃肠动力的药物，比如莫沙必利；灌肠药和栓剂，比如说开塞露、石蜡油等；另有通便灵，复方芦荟胶囊等可以选用。

中医学认为化疗药物在祛邪的同时，也损伤人体正气，导致气虚、血虚、津亏，影响大肠传导功能，造成无力行舟或无水行舟而便秘，中医辨治有较好效果。气虚治宜益气润肠通便，可选补中益气汤加味；血虚治宜养血润燥，方选四物汤加味；津亏治宜养阴增液，方选增液汤加味；湿滞治宜化湿导滞，方选枳实导滞丸加味。若患者排斥服药，或是因化疗药物冲突等原因不能服用泻药，可尝试中医外治法，比如用中药穴位按压、针灸、中药热熨等方法来缓解便秘，安全有效且副作用低，更能被患者接受。

5. 中西医结合营养治疗可以改善化疗引起的四肢麻木吗?

中西医结合营养治疗可以改善四肢麻木。紫杉类、奥沙利铂、烷化剂、长春碱类、硼替佐米等化疗药具有明显神经毒性，多表现为感觉异常、肌肉痉挛、精细触觉、肢体感觉敏感度下降、手足麻木疼痛、关节痛、肌肉痛、甚至惊厥等。化疗后出现手脚麻木，多是化疗药物引起末梢神经的神经毒副反应，临床上最常用的是口服甲钴胺片或者多种维生素。口服药物症状比较轻的患者，在短期内就能得到有效缓解，病情比较重的患者，可能需口服三个月以上，才会出现明显缓解。

中西医结合营养学认为化疗药物相关神经系统毒副反应，属中医学"血痹""寒痹"和"虚痹"等范畴。药毒导致气血亏虚，肝肾等精血虚损，无以养筋，络脉痹阻，失荣不仁。中药汤剂辨证论治宜分清寒热虚实，治疗多通过活血通络、舒筋止痛、养血祛湿，改善机体的微循环作用，多选用具有保护神经组织、促进微循环和营养神经组织作用的中药。常用方剂有四物汤、桂枝汤、黄芪桂枝五物汤等加减，如血虚寒凝者，治宜养血祛寒通痹，可用当归四逆散加减，食疗可用当归生姜羊肉汤饮用，取羊肉 250g、当归 10g、黄芪 10g、生姜 10g。羊肉加水煮至七成熟后，把当归、黄芪、生姜用布袋装好并扎口，放入锅中，文火煎煮羊肉熟烂即可，饮汤食肉；若气血营卫不调者，治宜益气养血通络，方用黄芪桂枝五物汤加味，食疗方推荐寄生芪归猪脚汤，取桑寄生 30g、黄芪 30g、当归 15g、大枣 6 枚、猪脚 1 只。将猪脚洗净切块，连同以上药材置入砂锅中，加适量清水，大火煮沸后改用小火慢煲 2h，加食盐少许即成；若气血亏虚，肾虚风湿稽留者，可补肝肾通络祛湿，方可选独活寄生汤加减，食疗方推荐独活寄生脊骨汤，取独活 15g、桑寄生 30g、猪骨连肉带髓 250g，独活、桑寄生洗净，猪脊骨连骨带髓斩成块状，将以上食材放入瓦煲内，加入 2000ml 清水，武火煮沸后，改为文火，加适量盐煲 1h 至食材熟烂，饮汤或佐膳。在辨证论治基础上，可加用息风止痉、通络解毒之虫类药，如全蝎、蜈蚣、地龙、露蜂房等，加强通痹活络之功效。中医外治常用中药熏洗和针灸治疗，中药熏洗多选用具有活血通络作用的中药，如红花、艾叶、伸筋草等，煮沸后进行熏洗患肢，以达到舒筋活络、缓解疼痛的作用；针灸治疗则是通过刺激相应的穴位，如足三里、曲池、阳陵泉等，促进四肢气血畅通，缓解麻木疼痛的症状。

6. 中西医结合营养治疗可以改善化疗引起的口腔黏膜炎吗？

中西医结合营养治疗可以改善化疗之后出现的口腔黏膜炎。化疗之后常见口腔黏膜炎，避免口腔黏膜炎症，最重要的是改善口腔内部环境，注意多吃一些有营养的食物，合理搭配饮食。建议化疗前处理好口腔卫生、龋齿，控制牙龈炎、牙周炎等症，必要时拔牙，减少刺激和感染，正确地刷牙和漱口，咀嚼口香糖能够增加唾液分泌，对改善口腔血液循环有很大帮助，能够提高口腔局部的抵抗能力。饮食方面，要多吃一些健脾且容易消化的食物。对于接受含氟快速给药化疗方案的患者，可进行口腔冷疗（碎冰含漱 30 分钟），对接受高剂量化疗和全身性照射、再行自体 HCT 的血液系统恶性肿瘤患者，可静脉给予帕立非明。临床上多用康复新液、氯己定含漱液、呋喃西林溶液、复方高锰酸钾溶液，或自制的含利多卡因的漱口水漱口来改善。除了漱口水之外，还可以用一些喷雾剂，如口腔炎喷雾剂、西瓜霜喷雾剂、开喉剑喷雾剂等喷在口腔里面。中医药辨证也可以调理化疗后引起的口腔黏膜炎，如沙参、石斛、麦冬、玉竹、金银花、野菊花等，在化疗之前，可以水煎服，每天服用两次，具有养阴清热之效，尤其阴虚内热型口腔溃疡，也可用绿茶叶和甘草用开水冲泡，放凉之后在早晨或三餐前后来漱口，具有抗菌、抗毒、清洁等功效。食疗方推荐燕窝银耳蜜，取燕窝 5g、白木耳 20g、蜂蜜 15～30g。燕窝拣洗干净。白木耳清水浸泡。将燕窝、白木耳一起加水适量，慢火久煮至燕窝与白木耳消融，调入蜂蜜温服。

7. 中西医结合营养治疗可以改善化疗引起的白细胞减少吗？

白细胞减少症在肿瘤化疗过程中尤为常见，其主要发病机制是由于抗肿瘤药物缺乏特异性，在杀伤肿瘤细胞的同时，也对正常细胞尤其是增殖旺盛的骨髓造血细胞造成严重损伤，导致血细胞下降。临床常因白细胞减少而继发严重感染等影响化疗顺利进行，从而导致临床疗效降低，患者的生存质量下降。因此，预防和减轻化疗后骨髓抑制，促进骨髓造血功能恢复，升高外周血白细胞，已成为保证化疗顺利完成、提高临床疗效的关键。白细胞减少，机体免疫力下降，此时应全面补充营养，增加优质高蛋白饮食摄入，如肉、鱼、蛋、奶、豆制品及高维生素饮食摄入，如新鲜的蔬菜、水果等。中医学多认为白细胞降低属"虚劳""血虚"范畴，病机与心、肝、脾、肾之阳气精血不足相关，其中与脾、肾二脏关系尤为密切，发病的关键是脾肾亏虚。所以，在饮食调理中，宜吃具有补脾或补肾作用的食品，忌吃生冷性寒，损伤脾肾的食物。可适量食用黄鳝、泥鳅、牛羊肉等有助于升高白细胞的食物，以及山药、太子参、猴头菇、枸杞子、乌鸡、动物肝脏、动物血、大枣、阿胶、黑芝麻、花生仁等健脾补肾、益气养血的食品。食疗方推荐山药百合猪骨汤，取山药 20g、百合 20g、芡实 10g、玉竹 20g、莲子 20g、桂圆肉 10g、猪排骨 300g。山药、百合等六味中药加水适量，文火煎煮 30min，过滤，弃除药渣。滤液中加入排骨或鸡，再加适量清水。先大火后小火，煎煮 2h 即可。或把以上中药碾碎，用布袋扎紧，和排骨一起炖煮，食用时，把布袋捡出即可。食肉喝汤，每次 1 小碗。每天 1 次。

8. 中西医结合营养治疗可以改善化疗引起的心肺损伤吗？

化疗目前仍是多种肿瘤的主要治疗方法，其直接或间接地对心脏产生不同程度的损伤，即心脏毒性，会在治疗结束后数年里，仍然限制肿瘤患者选择治疗方案，对患者生存及预后也有重要影响。化疗药物对肺的损伤主要是肺水肿、肺嗜酸性粒细胞浸润症、间质性肺炎（肺纤维化）和呼吸窘迫综合征，其中以间质性肺炎多见。心肺功能的强弱决定了氧气的转化及血液运输的能力，因此改善心肺功能，减轻功能损伤，可以提高肿瘤患者的生存质量。把握好化疗患者营养治疗的时机及适应证，对存在营养不良或营养风险的患者，及时按照营养治疗五阶梯模式选择合理的营养治疗方案。结合中医补肺养心食调食养原则双管齐下，增强免疫调和阴阳，最大限度地减轻化疗药物造成的心肺损伤。常见的补肺气食物有银耳、山药、猪肺、鸡肉、木耳、鲫鱼、大枣、牛肉等。食疗方推荐杏仁雪梨山药粥，取北杏仁 10g，雪梨1 个，怀山药粉、白糖各适量。北杏仁开水浸透后去皮洗净，雪梨去皮切成小块，把杏仁雪梨搅成泥状，用适量清水将杏梨泥、怀山药粉、白糖调成糊倒入沸水中，不断搅拌，煮熟即可。除了肺气虚以外，还有肺阴虚的状态，如果是肺阴虚，可以用枸杞子、百合、梨等具有药食同源作用的中草药或者水果，以滋阴润肺，达到增强肺功能的作用。食疗方推荐荠菜炒百合，取荠菜100g，百合 50g，白糖、精盐适量。荠菜洗净切末，百合切片，荠菜百合同炒，放入糖、盐调味即可。增强心功能需要增强心肌弹性，抗氧化清除自由基的产生，使心脏循环达到最高效率，因此，常用有养心功效的中药，如淡竹叶、红景天、甘草、红枣、小麦等。食疗方推荐猪皮阿胶红枣汤，取鲜猪皮 100g、阿胶15g、大枣 10 枚、红糖 20g。猪皮刮去油脂，入锅烧沸，入红枣，炖至肉皮熟烂，将大枣捣碎去核，下阿胶、红糖，用小火煮至完全融化即可。化疗期间还可适当补充富含维生素 B_1、辅酶 Q_{10}、ω-3 脂肪酸、叶酸、硝酸盐的食物，如绿叶蔬菜、巧克力等以保护心脏。

9. 中西医结合营养治疗可以改善化疗引起的肝肾毒性吗？

放化疗药物对于肝肾功能有一定的影响，特别是对肝功能。因为几乎所有药物的解毒，都需要肝脏参与，而放化疗药物本身就对肝脏有危害。出现此种情况，要及时停药给予保肝治疗。最主要的是在放化疗前、中、后期，定期做肝功能检查，肝功能异常患者应慎用或禁用肝损大的药物。虽然新型抗肿瘤药物相关肾脏不良反应的报道不多，但随着应用的普及和患者生存时间的延长，肾脏损伤带来的问题必然会逐渐凸显。治疗前应对患者进行全面评估，在治疗过程中也需要密切监测，早期识别。中医药临床与实验研究相结合，应用茵陈蒿汤、栀子柏皮汤等治疗因化疗导致的药物性肝损；以健脾补肾为治疗原则，加减配伍鹿衔草、金蝉花、葛根、半枝莲等减轻化疗对肾脏功能的损害。食疗方推荐半枝莲水鱼汤，取半枝莲 50g、水鱼 1 只（约 500g）、猪骨 200g。半枝莲洗净切断，用纱布包扎。水鱼宰杀后去肠脏后切细，猪骨斩细，皆与半枝莲一起加水适量炖熟烂，去半枝莲渣，加适量油盐调味，饮汤食肉。恶性肿瘤患者的营养治疗已成为恶性肿瘤多学科综合治疗的重要组成部分。要重视化疗给肿瘤患者带来的营养风险，积极评估，及早应对，维持患者营养水平，为化疗提供良好的代谢环境。

10. 中西医结合营养治疗可以改善全身疼痛吗？

疼痛是继体温、脉搏、呼吸、血压后的第五大生命体征，疼痛得不到及时缓解，会影响到患者的生活质量。当癌细胞入侵或破坏附近组织时，就可能引发疼痛。随着肿瘤生长，肿瘤可能会压迫神经、骨骼或器官。另外，肿瘤还会释放引起疼痛的化学物质。癌痛会造成患者生理和心理上的巨大痛苦，会降低患者身体功能和免疫力，以及接受肿瘤治疗的耐受性，影响患者抗肿瘤治疗的疗效和生活质量。营养风险筛查与评估，营养教育和膳食指导贯穿于营养治疗的全过程，可提高肿瘤患者的生活质量，提高癌症患者抗肿瘤治疗的依从性和疗效。中医药作为癌症治疗的重要组成部分，在止痛治疗中发挥着不可或缺的作用，在国际权威期刊《JAMA Oncology》的一项重磅研究报告更是表明，中医药相较于其他癌症常规治疗，能更有效地缓解癌症患者疼痛，且安全性良好。癌性疼痛可分为气滞血瘀型和气血亏损型，气滞血瘀是由于气的运行不通畅，在某一部位产生阻滞的病理，局部出现胀满或疼痛的症状。对于气滞血瘀的癌痛以活血祛瘀、通络止痛为主要目的；食疗方推荐桃仁泽兰煲团鱼：桃仁 10g，泽兰叶12g，团鱼 1 只（约 300g），生姜 10g，食盐、大蒜、葱段、味精各适量。将桃仁、泽兰叶炼干研末：团鱼用热水烫，使其排尽尿液，切开除肠杂，将药末纳进团鱼腹内（团鱼与肉同用），放进砂锅中，加净水适量，先用武火烧沸，再用文火慢炖，至熟烂后掺加调料调味服食，隔日 1 剂，分 3 次食完，食鱼饮汤，持续服食。气血亏损型癌痛主要以补益气血、止痛为主要目的，达到治疗癌痛的目的。食疗方推荐参归鸡汤，取仔鸡 1 只（约 500g），党参、料酒各 20g，全当归、生姜各 15g，熟地黄 12g，白术 10g，花椒6g，五香粉 1g，食盐、大蒜、酱油、葱段、味精各适量。将仔鸡宰杀后，去毛及肠杂，洗净切成块：余药布包，与鸡一并放入砂锅中，加适量净水、食盐及调料等煨炖，先用武火烧沸，再用文火煨炖至熟烂后调味服食。食肉饮汤。隔 2 日 1 剂，每剂分 3 次食完，可作佐餐服食，亦可单独食用，持续服食 5～7 日。

11.中西医结合营养治疗可以改善化疗引起的恶心呕吐吗？

非终末期化疗肿瘤患者是指有化疗指征，且预计生存期超过 3 个月的肿瘤患者。对于这类患者，临床医师会采用一系列比较积极的抗肿瘤治疗手段，来达到控制肿瘤或延长生存期的目的。与手术等局部治疗不同的是，化疗是一种全身性杀灭肿瘤细胞的治疗手段，常会引起明显的毒性反应，尤其是消化道反应，如恶心呕吐、腹痛腹泻和消化道黏膜损伤等，会严重削弱患者的食欲或影响进食过程，在肿瘤引起代谢异常的基础上进一步加重机体营养不足；其次，营养不足会降低患者对化疗的耐受程度，影响中性粒细胞的水平，致使患者无法完成化疗计划，化疗提前中止，影响患者的抗肿瘤治疗效果。因此，临床医师要重视化疗给肿瘤患者带来的营养风险，积极评估，及早应对，维持患者营养水平，为化疗提供良好的代谢环境。如果患者出现了严重的恶心呕吐症状，可暂停肠内营养，对症治疗，若预计改善时间超过5～7d，可行肠外营养，同时评估患者胃肠功能，必要时可行空肠营养。中医学认为，胃失和降、胃气上逆是呕吐发生的根本原因，肿瘤患者化疗、放疗等治疗后，往往会出现胸脘满闷、恶心、厌食、呕吐等胃肠道反应，是为药物损伤脾胃，使中焦失和，伤津耗气，热毒未尽，胃虚有热，气逆不降，气机升降失调所致。因此治疗应以益气健脾、和胃降逆为主。食疗方推荐生姜乌龙茶，取生姜50g、乌龙茶15g、红糖20g。生姜洗净打破切片，加入红糖及适量清水放锅中煮沸15min，熄火，放入乌龙茶泡3min，倒出茶水温服

二、靶向治疗药物不良反应的中西医结合营养治疗

1. 靶向治疗药物最常见的不良反应有哪些？

抗肿瘤靶向药物在治疗过程中产生的较为严重的药物不良反应包括肺损伤、心脏毒性等，可累及机体多个系统，包括消化系统、呼吸系统、皮肤系统等。

常见的皮肤反应包括皮疹、皮肤干燥、甲沟炎、甲裂、光敏反应、手脚脱皮、手足综合征、毛发改变等。多在用药 2 周左右出现，皮疹多见于面部、头皮、颈部、胸背部等。

(1) 鼻腔口黏膜反应：口腔溃疡、口腔黏膜炎、鼻腔少量出血、鼻腔黏膜溃破等。

(2) 消化系统：腹泻、食欲下降、恶心、呕吐等。

(3) 肝肾功能：蛋白尿、肝功能异常、胆红素上升等。

(4) 呼吸系统：间质性肺炎、药物性肺炎、胸痛、痰中带血等。

(5) 心血管系统：高血压、心肌炎、胸闷不适等。

(6) 血液系统：血小板减少、尿潜血等。

(7) 其他：乏力、头晕、双下肢水肿等。

2. 中西医结合营养治疗如何改善靶向治疗药物的不良反应？

肿瘤治疗已步入多学科综合治疗时代，中西医结合是我国独具特色的肿瘤诊疗方法，贯穿于肿瘤治疗的始终。中西医结合营养学既关注靶向药在缩小瘤体、延长生存期方面的作用，亦关注靶向药物相关毒副反应的减轻和生活质量的改善。从中医学整体观念出发，应用中医学理论阐述靶向药物的中医性能，遵循中医辨证论治，合理运用四气五味、性味配伍等原则，从营养治疗学的角度选择药物应用于临床，分别从饮食、药物、心理、运动等多方面着手，最终达到减毒增效、延缓耐药的目的，为靶向药的全程管理提供中西医结合方案。

3. 中西医结合营养治疗可以改善皮疹吗？

中西医结合营养治疗可以改善皮疹。轻度皮疹应避免强光照射，可戴口罩、围巾保护面部皮肤，注意保湿，避免干燥。可涂抹外用药保持皮肤滋润，保持皮肤卫生，避免搔抓皮肤，不要使用碱性肥皂，皮肤干燥或瘙痒严重者可涂抹润肤露或维生素 E 软膏等。如有干性角膜结膜炎，可配戴眼镜遮光、遮风，夜间用眼药膏保持角膜湿润。皮疹加重可加以氢化可的松或者克林霉素等涂抹患处。重度皮疹，应暂时停用靶向药物，可涂抹莫匹罗星软膏，待恢复至轻度皮疹方可考虑恢复用药。

中西医结合营养治疗学认为靶向药物相关皮疹属"药毒""药疹"等范畴，血热内蕴，与药毒相结合，客于肌表皮毛，皮毛失养，气血失和，发为药疹。《素问·痿论篇》："肺主皮毛"。肺合皮毛而主表，药毒伤肺，卫表失固，邪乘虚从皮毛侵入，风热药毒合邪郁闭腠理，不得泄越，常可见为丘疹、瘙痒。若邪从燥化，出现燥热伤阴的证候，可见皮肤干燥、瘙痒等。临床治疗多从肺、血分、三焦等论治，以"补虚扶正、清热解毒、祛风消疹"为治则，可将皮疹分风热型、血热型、血虚型、湿热型等。治疗可根据辨证选用消风散等经典名方加减内服治疗，或金银花外用内服兼用，或滋阴养血润肤之品，或清热利湿之品等。食疗方推荐乌蛇薏米汤，取乌梢蛇干约 20g、薏苡仁 50g、猪骨（带肉）300～400g。乌梢蛇切成段，薏苡仁研细备用，猪骨斩细，上三物加水 1200ml，慢火煎 2～3h 至剩下 400～500ml，和盐调服，温热服食。

4. 中西医结合营养治疗可以改善高血压吗？

中西医结合营养治疗可以改善高血压。高血压是很多靶向药物的常见不良反应，必要时需要暂时停止靶向药物或者将靶向药物减量。使用降压药物进行治疗时，如果 1 种降压药物的降压效果不理想，可以使用 2～3 种降压药物组合治疗。

从中西医结合营养学的角度，患者需要清淡、低盐低脂的饮食，以粗细搭配的谷类为主，可在粗粮中适量添加含有丰富微量元素、维生素 E 和膳食纤维的玉米、莜面、燕麦等成分，确保每天摄入足够的新鲜水果和蔬菜，增加深色或绿色蔬菜的比例，不能吃得太饱，不能偏食，切忌暴饮暴食，戒烟限酒。根据四季变化做到起居有常，不熬夜，避免生气、焦虑，可以打太极拳、易筋经、散步等。气功调养法可取坐位，练功放松。

中医药辨证调理是可以改善靶向药物相关高血压的，中医学认为其病机属于肝阳上亢，肝风内动，肾阴虚，阴虚火旺等，会出现头晕、头痛、乏力、面部发红、脾气暴躁等症状，治以平肝潜阳、祛风、滋阴降火之法。在抗肿瘤辨证论治组方中可按照不同证型加用天麻钩藤饮、镇肝熄风汤、血府逐瘀汤等经典名方，亦可用验方，如玉米须泡服等，饮用罗布麻茶、菊花茶等，中成药可以选用牛黄降压丸等，用于有头晕、头痛、失眠、耳鸣者。食疗方推荐枸杞萸肉鸭，取山茱萸 50g、枸杞子 100g、茯苓 100g、鸭 1 只。将鸭去肠子洗净，与上述三味药加盐、生姜等调料炖烂，吃肉喝汤。

三、免疫治疗药物不良反应的中西医结合营养治疗

1. 免疫治疗最常见的不良反应有哪些？

免疫检查点抑制剂（immune checkpoint inhibitor，ICI）通过激活人体对癌细胞的免疫反应，改变了多种癌症的治疗策略。随着免疫治疗患者的增加，ICI 导致的不良反应越来越受到关注，

它可累及多器官和系统，威胁抗肿瘤疗效带来的生存获益。免疫治疗不良反应的临床症状各异，最常见的不良反应如下。

(1) 免疫相关性胃肠毒性是 ICI 治疗的常见不良反应，通常表现为腹泻或结肠炎。其中腹泻发生率高于结肠炎，结肠炎症状可能表现为腹痛伴腹泻、便血、黏液便及发热。结肠镜检查是评估结肠炎程度最准确的方法。

(2) 内分泌毒性，最常见的内分泌 irAEs 包括甲状腺损伤（甲状腺功能异常）和垂体损伤（垂体炎）。甲状腺功能异常是 ICI 治疗的常见内分泌不良反应之一，主要包括甲状腺毒症、甲状腺功能减退。甲状腺毒症常无症状，也可能会伴有体重减轻、心悸、不耐热、震颤、焦虑、腹泻及其他代谢亢进症状。

(3) 皮肤毒性，皮肤 irAEs 斑丘疹是 ICI 所致皮疹的主要类型。通常表现为红斑和（或）丘疹，散在或融合，有或无鳞屑或瘙痒，主要分布于躯干和四肢。

(4) ICI 相关性肺炎（check point inhibitor pneumonitis，CIP），CIP 缺乏典型的临床症状和影像学表现。常见的临床症状依次为呼吸困难、咳嗽、发热、胸痛，偶尔会发生缺氧且会快速恶化以致呼吸衰竭，但是约 1/3 的患者可无任何症状，仅有影像学异常，约 50% 以上的 CIP 患者可同时或先后合并其他脏器系统的 irAEs。

(5) 类风湿关节炎是一种以炎性滑膜炎为主的系统性疾病，其特征是手、足小关节的多关节、对称性、侵袭性关节炎症，可导致关节畸形及功能丧失，可伴有关节外器官受累临床表现，主要包括关节疼痛、肿胀、压痛、炎性症状。

2.中西医结合营养治疗如何改善免疫治疗药物的不良反应?

免疫治疗通过调动人体自身的免疫功能,调整和强化抗肿瘤的效应而产生治疗作用。免疫相关不良反应的发生率较低,且不同类型的检查点抑制剂不良反应的发生率可能不同,CTLA-4抑制剂在肠炎、垂体炎和皮疹更常见,而PD1抑制剂在肺炎、甲状腺功能减退、关节痛和白癜风中更常见。总体而言,免疫治疗常见的不良反应有:①皮疹;②甲状腺功能减退;③垂体炎;④肝毒性;⑤肺毒性;⑥心毒性。

免疫不良反应患者可能出现乏力、食欲下降,甚至伴随腹泻、呕吐等不良反应,导致营养风险或者营养不足,出现体重下降、消瘦、肌肉丢失等。对于出现营养风险的患者予以PG-SGA评分量表,(PG-SGA≥4分者),单纯的营养教育可能无法达到改善营养状况的效果,这类患者需要进行营养治疗。从五阶梯治疗原则的第二阶梯(口服营养补充)启动,然后依次向上晋级选择全肠内营养、部分肠内营养+部分肠外营养、全肠外营养。

免疫不良反应导致的乏力、纳食减少、食欲下降、消瘦等症状,中医学多从"脾胃"论治,治则以益气健脾和胃为主。薯蓣丸、健脾补肾颗粒、健脾茯苓丸等可辅以使用,山药、薏苡仁、茯苓、黄芪、太子参、鸡内金、山楂等可煲汤或煮水服用。饮食宜清淡,少食辛辣、油腻食物。

不良反应主要为皮疹者,期间要清淡饮食,多吃新鲜水果、蔬菜,如鲜果汁、菜泥、果泥、胡萝卜汁等补充维生素C,食用茯苓小米汤、薏苡仁绿豆粥等营养汤粥,有助于促进消化、保证吸收能力正常。

不良反应主要为肺毒性患者,饮食应以高热量、高维生素、高蛋白的易消化或半流质食物为主。蛋白质是抗病毒的关键营养，每餐蔬菜，还要有鱼、肉、蛋、奶、豆制品等高蛋白食物，尽量保证每天一个鸡蛋，300g 的奶及奶制品（酸奶能提供肠道益生菌，可多选）。通过多种烹调植物油增加必需脂肪酸的摄入，特别是单不饱和脂肪酸的植物油，同时多吃新鲜蔬菜和水果，蔬菜每天 500g 以上，水果每天 200～350g。

肺五行属金，色白，肺为华盖，喜润恶燥。患者可多服用百合、玉竹、沙参、麦冬、银耳等养阴润肺之品。出现咳嗽、咳痰等症时可服用，如菊花、鱼腥草、金银花、桑叶、牛蒡子、紫苏、川贝。

不良反应主要为肝毒性患者，饮食宜清淡，平时可以多吃一些护肝的"药食同源"食物，如山药、鸡肉、糯米、大豆、燕麦、板栗、红枣、菠菜、薏苡仁等，此类食物具有养肝、健脾、益气的作用，对于调节肝功能异常有一定的辅助作用；还可多吃富含纤维类食物和含维生素丰富的食物和水果，比如木耳、香菇、蘑菇、胡萝卜、柿子椒、猕猴桃、樱桃、橘子等。

3. 中西医结合营养治疗可以改善免疫治疗引起的反应性皮肤毛细血管增生症吗？

反应性皮肤毛细血管增生症（reactive cutaneouscapillary endothelial proliferation，RCCEP）是卡瑞利珠单抗（艾瑞卡，Camrelizumab，Cam）引起的最常见的皮肤免疫相关不良反应（immunerelated adverse events，irAEs），主要发生于颜面部和躯干的体表皮肤，口腔、鼻腔或眼睑极少见。RCCEP 主要发生于人体的体表皮肤，大多见于头面部和躯干部；按照外观形态，大致可分为"红痣型""珍珠型""桑椹型""斑片型"和"瘤样型"

5 种类型，以"红痣型"和"珍珠型"最为多见，RCCEP 绝大多数为 1~2 级。少数结节较大可有破溃出血，出血量较大者可出现贫血或伴发感染。患者可出现贫血、乏力、食欲下降等症状。对于出现营养风险的患者予以肠内营养剂口服，对于口服不能满足营养需求者，予以肠外营养剂补充。中医辨证，予以健脾益气补血汤剂口服，如四君子汤合四物汤加减，饮食上可口服大枣、核桃、枸杞子、猪肝、黑豆、阿胶等食物，食疗可予以银耳大枣汤、红枣四物汤、当归鸡汤、海参小米粥、牛奶燕麦粥等改善患者营养状态。

4. 中西医结合营养治疗可以改善免疫治疗引起的间质性肺炎吗？

免疫治疗导致的间质性肺炎患者可出现咳嗽、喘累、乏力、自汗出、失眠等症状，多数患者可出现纳差、食欲下降、营养不良。根据营养筛查，有营养风险的患者加强营养治疗，有消化道功能的服用含有蛋白、脂肪、糖类、碳水化合物、维生素、鱼油、氨基酸的肠内营养素，补充肠内益生菌。间质性肺炎多出现肺阴亏虚、阴液亏耗表现。中医营养方面多补充，如百合、麦冬、玉竹、南北沙参、黄精、石斛等养阴润肺之品；口服川贝母、芦根、鱼腥草、瓜蒌皮、桔梗等止咳化痰之品；梨子、枇杷、陈皮、金桔、甘蔗亦有养阴润肺之功；食疗薏苡仁百合粥、冰糖百合汤、萝卜排骨汤、润肺银耳汤等。

5. 中西医结合营养治疗可以改善免疫治疗引起的甲状腺功能减退吗？

一项 Meta 分析结果显示，免疫检查点抑制剂治疗引起的药物相关性甲减的发病率大约为 6.8%，而且加上放疗暴露等因素，在头颈部肿瘤的免疫治疗中治疗相关性甲减的发病率可高达 16%。

根据病因，免疫检查点抑制剂治疗引起的药物相关性甲减为继发性甲减，治疗甲减的首选方式是口服甲状腺素制剂替代治疗，但在日常生活中，饮食也很重要。部分食物可以帮我们保护和改善甲状腺健康，部分食物稍不留神可能会加重甲状腺功能疾病。甲减营养治疗的目的是给予一定量的碘，补充和忌用促甲状腺肿物质，保证蛋白质供给，改善并纠正甲状腺功能。

(1) 补充适量的碘：甲减患者如何补碘根据病因不同而有所区别。如果是单纯缺碘引起的甲减，可以通过烹调时加碘盐来补充碘，但需要注意的是，碘极易挥发，碘盐不宜在阳光下暴晒，烹调时也不宜过早放入，还可以选用含碘较高的食物，如海带、紫菜、海鱼、海虾等。但如果是因为手术切除了甲状腺或者是做过放射性碘 ^{131}I 治疗，那么补碘的意义就不大了，不用刻意增加碘的摄入，正常饮食就行。

(2) 补充足够的蛋白质：甲减患者每天需要补充足够的蛋白质以维持人体蛋白质的代谢平衡。由于甲减时小肠黏膜更新速度减慢，影响了消化液分泌腺体，酶活力下降，导致白蛋白下降，所以甲减患者需要补充必需氨基酸，保证蛋白供给，应该多吃蛋类、乳类、肉类、鱼肉等，并注意植物性蛋白与动物性蛋白的互补。

(3) 限制脂肪、胆固醇、食盐的摄入：甲减时我们体内新陈代谢会减慢，血浆胆固醇排出缓慢，容易出现血胆固醇、甘油三酯升高。因此饮食上必须限制脂肪、胆固醇的摄入量，不吃五花肉、动物内脏、蛋黄、奶油、花生米、核桃仁、杏仁、芝麻酱、动物油等，多选择含不饱和脂肪酸较多的橄榄油、葵花籽油、亚麻籽油等。限制食盐摄入是因为甲减患者容易出现黏液性水肿，高盐的食物会加重水肿。

(4) 补充丰富的维生素和膳食纤维：丰富的维生素对调节机体生理功能有积极的作用，因此必须供给充足，特别是 B 族维生素，可促进新陈代谢；维生素 C 则具有解毒功能，可减少药物毒副作用，并增加机体抵抗力。甲减患者容易出现便秘的情况，所以饮食中膳食纤维供给量也必须充足，粗杂粮、新鲜蔬菜和水果含有丰富的维生素和膳食纤维，建议可以多吃。

(5) 少吃寒凉的食物：甲减患者的症状包括怕冷、疲倦乏力、浮肿等，从中医学角度看，多属于阳虚体质，治疗多采用温补之法。而我们日常所吃的食物也可以分为温性和寒性，因此甲减患者要少吃寒性的食物，多吃温性的食物。寒性的食物包括苦瓜、番茄、茭白、藕、竹笋、鱼腥草、马齿苋、蟹、蛤蜊、海带、马蹄等食材，梨、西瓜、甘蔗、香蕉等水果，金银花、芦根、白茅根等饮料或凉茶。温性的食物包括芥菜、葱白、大葱、洋葱、大蒜、韭菜、生姜、羊肉、牛肉、鸡肉、鲫鱼、鳝鱼等食材，芒果、水蜜桃、板栗、释迦、荔枝、桂圆、红枣、柑桔等水果。

6. 中西医结合营养治疗可以改善免疫治疗引起的贫血吗?

统计发现使用免疫检查点抑制剂治疗的患者中，贫血的发生率为 9.8%。肿瘤患者发生贫血有多种机制，如化疗相关骨髓抑制、原发肿瘤等引起的慢性病性贫血等。免疫介导的血液毒性很少见，但很容易识别，ICI 贫血 irAEs 主要包括自身免疫性溶血性贫血（AIHA）、再生障碍性贫血/全血细胞减少（AA）、纯红细胞再生障碍性贫血（PRCA）。

贫血的营养治疗主要有：摄入适量维生素（特别是维生素 C 及 B 族维生素），以促进红细胞生成；摄入铁元素，以促进血红蛋白合成；纠正不良饮食习惯，如偏食、素食等。具体来说，水果、蔬菜、肉类、动物肝脏含有较多叶酸；肉类、鸡蛋、牛奶和其他乳制品中维生素 B_{12} 含量较多；柑橘、柠檬、柚子、猕猴桃、辣椒、西红柿、油菜、卷心菜、菜花和芥菜等果蔬中维生素 C 含量丰富；动物性食物，如动物血、牛肉、鱼、肝、蛋等，植物性食物，如芝麻、黑木耳、芹菜、菠菜、大豆、谷类、桃、杏、葡萄干等的含铁量高且易被吸收。食疗方推荐灵芝蹄筋汤，取灵芝 20g，黄精、鸡血藤各 15g，党参、黄芪各 9g，猪或牛蹄筋 100g，生姜 6g，食盐适量。将上述各药及蹄筋、生姜一起加水炖煮至熟烂，下盐调味，去药渣后吃蹄筋喝汤。

中医学认为心主血、肝藏血、脾统血，贫血与心、肝、脾三脏关系最为密切，所以有养心、补肝、健脾作用的药品和药食两用品均有养血、补血作用。

7. 中西医结合营养治疗如何增强免疫力？

科学研究证明，充足的睡眠、心情愉悦、适当运动、肠道菌群平衡、营养均衡是保护人体免疫力的重要措施，而营养均衡有助于睡眠和心情的愉悦，更是维护肠道菌群平衡的基础，营养对免疫力至关重要。

营养充足、均衡对增强身体的免疫力非常重要。日常饮食应多样化，每天三餐要吃 12 种以上食物，谷薯类、蔬菜水果类、畜禽鱼蛋奶类、大豆坚果类和油脂类均不可少。尤其对上班族来说，蔬菜、水果明显摄取不足，因此要提醒自己每天一定要吃蔬菜、水果，并且尽量吃多种类的食物，不要总是吃某些特定食物，这样容易造成某种或多种营养素缺乏。

中医学认为，提升免疫力是一个系统工程，不是一方一法就可以解决的，要采取因人、因地、因时的辨证策略。治则治法有很多种，每一种治法都有各自的适应证，针对的都是不同的体质状态，很多时候需要采用多种治则、治法和方式来施行。中医学增强免疫力低下的总体思路是"三通"，即通过补益气血、养正固表来增强抗病能力；通过解毒祛浊、开窍畅中来协调免疫效果；通过益肾养阴、潜镇安神来避免过度亢奋所造成的自身损伤。

四、放疗不良反应的中西医结合营养治疗

1. 放疗最常见的不良反应有哪些?

放疗是恶性肿瘤综合治疗最重要的手段之一，60%～80%的患者在治疗过程中需要接受放疗。放射治疗对患者的营养状况具有正面和负面双向影响。放疗可减少肿瘤负荷、缓解肿瘤压迫和梗阻，改善患者营养摄入和营养状况。但是头颈部放疗所致的味觉敏感度降低、放射性口腔黏膜炎和放射性口干等，胸部放疗所致的放射性食管炎，腹部、盆腔放疗所致的放射性肠炎、肠衰竭等，均会影响营养物质摄入、消化、吸收和代谢等全过程，导致营养不良的发生或营养状况的恶化。营养不良是恶性肿瘤放疗患者最常见的并发症之一。营养不良会对恶性肿瘤放疗患者造成不良影响，包括降低肿瘤细胞的放射敏感性、影响放疗摆位的精确性、增加了不良反应的发生、降低放疗的耐受性、延长总住院时

间等。恶性肿瘤放疗患者进行规范、有效的营养治疗具有重要的意义，有利于保持患者体重，降低放疗不良反应，提高放疗的完成率和治疗疗效。

在放射治疗过程中，放射线除杀灭肿瘤细胞外，对正常组织也有一定程度的损伤，引起的相关病症称为放疗的不良反应。放疗的不良反应根据时间分为急性反应和后期反应，急性反应一般是指发生在放疗过程或是在反放疗结束后 3 个月以内，在 3 个月以后发生就是后期反应了。根据部位分为局部反应和全身反应。全身反应表现为一系列的功能紊乱与失调，如精神不振、乏力、恶心、呕吐、发热、骨髓抑制等。而局部的反应则表现为放疗射线照射范围内的组织、器官受到不同程度的照射损伤所引起的一系列损伤后表现，如皮肤色素沉着，局部黏膜充血、糜烂、分泌物增加、腹泻、进食梗阻、疼痛，以及局部组织水肿、疼痛等。

(1) 头颈部放疗急性反应常表现为味觉敏感度降低、放射性口腔黏膜炎、放射性皮炎、放射性腮腺炎、脱发等；后期反应可出现关节及肌群放射性纤维化、放射性口干、放射性龋齿、放射性中耳炎、放射性鼻窦炎、皮肤纤维化、甲状腺功能减退等。

(2) 胸部放疗急性反应常出现放射性肺炎、放射性食管炎、放射性心肌炎等；后期反应可出现放射性肺纤维化、放射性食管狭窄、放射性心肌病、放射性脊髓损伤等。

(3) 腹部、盆腔放疗急性反应常出现放射性胃炎、放射性肠炎、放射性膀胱炎、放射性不孕 / 不育症、放射性肝损伤、放射性肠穿孔、放射性胰腺炎等；后期反应可出现慢性放射性肠炎、慢性放射性膀胱炎、放射性股骨头坏死等。

2. 中西医结合营养治疗如何改善放射治疗的不良反应?

放疗患者进行中西医结合营养治疗目的包括: ①诊断和治疗患者放疗前、中、后的营养不良; ②降低患者的放疗不良反应, 增强放疗耐受性, 减少放疗非计划性中断, 提高放疗完成率; ③增加肿瘤细胞对放疗的敏感性, 提高放疗精确度, 提高患者的近远期疗效; ④提高患者生活质量。

我国 40%~80% 的肿瘤患者存在营养不良, 20% 的恶性肿瘤患者直接死于营养不良。肿瘤患者在放疗期间, 会产生放射性口腔黏膜炎、放射性食管炎、放射性肠炎等并发症, 这一系列反应导致患者口腔疼痛、胃肠道反应, 甚至食欲减退、进食减少, 从而导致一系列营养问题。同时, 患者本身的营养状态对放疗结局也有不同程度的影响。因此, 对肿瘤放疗患者进行全程营养干预, 有利于改善患者营养状况, 提高患者治疗耐受性及生活质量。

在围放疗期间, 建议定期对患者进行急性放射损伤分级, 根据美国肿瘤放射治疗协作组 (Radiation Therapy Oncology Group, RTOG)、NRS 2002 和 PG-SGA 评分的综合评估之后再进行规范合理的营养治疗。尤其在放疗过程中, 患者的营养状况和放射性损伤分级会不断发生变化, 需要每周至少进行 1 次再评价, 以便及时调整治疗方案和路径。欧洲临床营养与代谢学会 (The European Society for Clinical Nutrition and Metabolism, ESPEN) 及中华医学会肠外肠内营养学分会 (Chinese Society for Parenteral and Enteral Nutrition, CSPEN) 均推荐采用营养风险筛查 2002 (nutritional risk screening 2002, NRS 2002) 筛查一般成年住院患者的营养风险, NRS 2002 总分≥3 说明存在营养风险, 进一步采用 PG-SGA 量表进行营养状况评估。恶性肿瘤放疗患者从决定放疗开始至与这次放疗有关的治疗结束，均需要进行全程营养管理，见图 8。

对放疗患者进行营养教育，可以培养患者良好的饮食习惯、增加营养摄入量、增加体重、改善生活质量、有效避免放射治疗的中断。对于中 – 重度营养不良的患者（PG-SGA≥4 分者），单纯的营养教育可能无法达到改善营养状况的效果，这类患者需要进行营养治疗。从五阶梯治疗原则的第二阶梯（口服营养补充）启动，然后依次向上晋级选择全肠内营养、部分肠内营养 + 部分肠外营养、全肠外营养。当下一阶梯不能满足 60% 目标能量需求 3~5d 时，应该选择向上晋级一阶梯。口服营养补充（Oral Nutritional Supplement，ONS）是放疗患者的首选营养治疗方式，可以有效地增强饮食摄入和增加患者体重。放疗患者并不推荐常规使用肠外营养（parenteral nutrition，PN），但患者在放疗过程

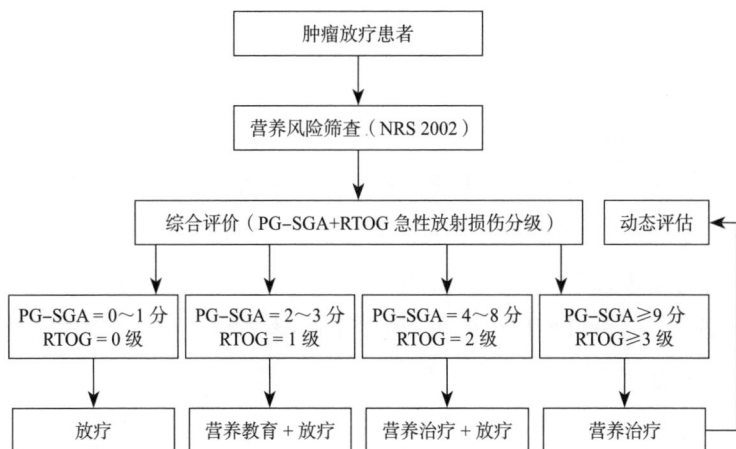

▲ 图 8　恶性肿瘤放疗患者营养治疗路径

中发生严重放射性黏膜炎或者放射性肠炎，或者肠内营养（enteral nutrition，EN）不充分或不可实施时，应联合部分或全PN，以增加能量及蛋白质的摄入量，减少或避免负氮平衡和喂养不足的情况发生。

在肿瘤放疗过程中，尤其是发生放射性损伤后，高蛋白质营养≥2.0g/（kg·d）有助于缓解放射性损伤程度，加快损伤修复，改善营养状况。放疗过程中，特殊营养素的使用对放射性毒性反应的预防是具有重要价值的，如谷氨酰胺是血液中最丰富的氨基酸之一，在维持黏膜完整性方面起着至关重要的作用，还可以通过其合成代谢与促进基质形成的作用来促进伤口愈合，有临床研究认为谷氨酰胺具有减轻放射性皮炎的作用。益生菌可通过产生抗菌物质与病原体，对竞争上皮黏附和营养、参与宿主的免疫调节、抑制细菌毒素的产生发挥有益作用。多项研究发现，益生菌可能有助于预防腹部或盆腔肿瘤患者在放疗期间的放射性毒性反应。不饱和脂肪酸是一种长链、多不饱和脂肪酸，作为一种免疫营养素，被研究者用于改善放疗中患者的营养状况，并调节放疗患者的全身炎症反应。

中医营养治疗在放射性不良反应出现后，患者可能因为放射性口腔炎、放射性食管炎、放射性肠炎等出现食欲下降、进食减少、日渐消瘦。中医方剂可予以健脾益气、健脾开胃的四君子汤或参苓白术散加减，食疗可用山药、茯苓、薏苡仁煮粥、熬水或煲汤等，还可以食用山药小米粥、山药小米糊、茯苓芡实饼、薏苡仁燕麦粥等进行食补。

进食时食物的温度不宜过高，以软食、半流食为主，禁辛辣、肥腻食物，少食羊肉、狗肉等热性食物。日常饮食多食用富含维生素的蔬菜、瓜果。

3. 中西医结合营养治疗可以改善放射性肠炎吗？

放射治疗是腹盆腔恶性肿瘤的重要治疗手段之一，放射性肠炎亦称放射性肠病、放射性黏膜炎、盆腔放射病，是腹盆腔、腹膜后肿瘤放射治疗后导致的肠道并发症，发病率高达80%，且严重影响患者的生活质量。放射性肠炎的诊断主要结合临床、内镜、影像学和组织病理学表现进行综合分析，在排除感染性和其他非感染性直肠炎的基础上作出诊断。放射性肠炎是由辐射暴露引起肠黏膜内的炎症反应，包括小肠和大肠损伤，根据辐射暴露后症状出现的情况，分为急性和慢性2种形式。放射性肠炎的病理生理过程比较复杂，其发病与照射部位关系密切，临床表现主要包括厌食、恶心、呕吐、便血、腹泻、黏液便，以及排便时有里急后重和肛门疼痛感，症状多样且缺乏特异性；肠镜下表现为黏膜炎症、溃疡；晚期严重并发症包括直肠狭窄、穿孔、瘘管形成和肛门失禁等，多见于放射治疗后2~5年；组织学上表现为嗜酸性粒细胞浸润明显、黏膜萎缩、肉芽组织增生、隐窝大小和形态不规则、闭塞性动脉内膜炎、黏膜下层间质纤维化。

营养支持在放射性肠炎患者治疗中的作用包括改善患者的营养状况、肠道功能和免疫功能。营养治疗应首选肠内途径，对于可经口进食者优先选择口服途径。口服营养补充（oral nutritional supplements，ONS）是以增加口服营养摄入为目的，将能够提供多种宏量营养素和微量营养素的营养液体、半固体或粉剂的制剂加入饮品和食物中经口服用。放射性肠炎患者是ONS的适用人群，建议使用低渣配方。ONS对于放射性肠炎患者治疗前后的营养改善和减少并发症都有积极的作用，建议全程使用。慢性放射性肠炎患者较少合并严重肠道功能障碍，对于肠道功能衰竭的患者，可应用完全肠外营养使肠道休息。当单纯口服营养补充无法满足日常需要量，而需肠外营养维持正常代谢时，可考虑行长期肠外营养支持。谷氨酰胺是非必需氨基酸的一种，是肠黏膜细胞特异性营养物质，对肠黏膜的再生及维护肠屏障功能均具有重要作用，有研究提示其对放射性肠炎患者有显著作用，对因肠内喂养不足而需要专用肠外营养的患者，可考虑静脉补充谷氨酰胺。放疗期间及放疗后补充益生菌，有助于减轻腹泻症状。放射性肠炎患者还可能存在维生素 B_{12} 吸收不良，造成贫血或出现神经系统症状，故需要适当补充。因此，营养支持治疗在放射性肠炎中具有重要的作用，肠内肠外营养支持的治疗价值已得到广泛认可。

放射性肠炎在中医学多归属"痢疾""泄泻""肠澼""腹痛"等范畴辨治，病位在大肠，与脾胃肾相关。根据临床辨证不同，中药常予以白头翁汤、四神丸、真人养脏汤、参苓白术散或痛泄要方加减等。中药灌肠常以清热解毒、健脾益气、活血化瘀、敛疮生肌的中药为主，灌肠中成药物可选用锡类散、康复新、云南白药等，中药可用白头翁汤加白花蛇舌草、半边莲、苦参、白及、槐米、鸡血藤、败酱草、马齿苋等煎水后灌肠。灌肠可直接作用于肠黏膜局部，发挥清热解毒、凉血润肠功效，起到修复肠黏膜，减少渗出，迅速消除或缓解症状。

饮食方面要注意清淡，不吃辛辣、生冷、油腻、刺激性食物，以易消化、营养丰富为主；限制纤维素的摄入，不要吃高纤维和对肠道有刺激性的食物，可以给患者煮一些纤维少的蔬菜，例如菠菜、白菜，补充维生素。可以吃一些高蛋白的食物，例如白水煮蛋、鸡蛋羹，尽量不吃含油多的食物。还可让患者吃一些豆类品，如豆浆、豆腐脑等清淡的食物，不吃或少吃寒性食物，如苦瓜、番茄、莼菜、黑鱼、河蟹、海带、紫菜、田螺、河蚌、甘蔗、梨、西瓜、柿子、香蕉等，否则会引起胃肠不适。日常可以适当食用薏苡仁、扁豆、山药、山楂、乌梅、莲子粥等具有调理脾胃、帮助消化、涩肠止泻作用的食物。食疗方推荐补骨脂炖姜枣，取补骨脂 20g、生姜 20g、红枣 20 枚。将补骨脂洗净晒干磨成粉，生姜切片与洗净的红枣放入砂锅内同煮至枣烂，加补骨脂粉，搅拌均匀，再煨炖 30min 即可。

4. 中西医结合营养治疗可以改善放疗引起的全血细胞下降吗？

放射治疗及化疗药物在杀伤肿瘤细胞的同时，也会损伤我们正常的骨髓造血细胞，从而使白细胞、血小板、红细胞等血细胞的数量减少，称为骨髓抑制，可引起感染、贫血和出血，不仅延长患者住院时间、增加住院费用，还可导致患者治疗终止、降低患者的治疗效果、影响生存质量等，4%～21% 的患者因骨髓抑制死亡。因此，血细胞减少是放化疗患者最常见的毒副反应之一，可能导致严重后果。

有调查结果显示，40%～80% 的癌症患者存在营养不良，这些患者在放化疗过程中将面临更高的风险，营养不良的患者出现了更多的Ⅲ～Ⅳ级骨髓抑制，发生率高达 47.3%，明显高于营养正常患者（发生率为 21.9%）。营养风险可影响恶性肿瘤患者手术或放化疗的临床结局，常导致患者治疗的并发症增多、死亡率增加、住院时间延长，并可能影响到患者的生存。营养支持治疗不仅有利于减轻放化疗相关血液学毒性，而且可以提高肿瘤化疗患者生活质量、改善总生存率等。因此，营养支持治疗在恶性肿瘤血细胞减少的患者中也可作为一种重要的治疗手段。

　　全血下降在中医学可属于"虚劳"范畴，可见神疲乏力，面色萎黄，苍白，四肢无力，自汗出，甚可见皮下出血点，中医根据辨证，可用八珍汤、四君子汤、归脾汤、人参养荣汤、当归补血汤加减。

　　饮食方面合理搭配饮食是养血的关键。适当多吃富含蛋白质、铁、叶酸等营养成分的食物，如瘦肉、鱼类、绿叶蔬菜、肝脏等，食疗可用当归炖鸡汤、大枣核桃燕麦粥、阿胶当归煮蛋、猪肝粥、乌鱼汤、五红汤等，同时避免过度摄入油腻、辛辣等刺激性食物。

参考文献

[1] WANG Y, ZHOU S, YANG F, et al. Treatment-Related Adverse Events of PD-1 and PD-L1 Inhibitors in Clinical Trials: A Systematic Review and Meta-analysis [J]. JAMA Oncol, 2019, 5(7): 1008–1019.

[2] PETRELLI F, ARDITO R, BORGONOVO K, et al. Haematological toxicities with immunotherapy in patients with cancer: a systematic review and meta-analysis[J]. Eur J Carcer, 2018, 103: 7–16.

[3] 高劲, 钱立庭. 口服营养补充在放疗患者的应用 [J]. 肿瘤代谢与营养电子杂志, 2015, 2(1): 14–18.

[4] MALLICK I, GUPTA S K, RAY R, et al. Predictors of weight loss during conformal radiotherapy for head and neck cancers-how important are planning target volumes?[J]. Clin Oncol (R Coll Radiol), 2013, 25(9): 557–563.

[5] 化疗患者营养治疗指南 [J]. 肿瘤代谢与营养电子杂志, 2016, 3(3): 158–163.

[6] 李靖, 韩蓉. 全程营养护理管理对鼻咽癌放疗患者的护理效果及生活质量的影响 [J]. 川北医学院学报, 2020, 35(3): 535–537.

[7]　ARENDS J, BACHMANN P, BARACOS V, et al. ESPEN guidelines on nutrition in cancer patients[J]. Clin Nutr, 2017, 36(1): 11-48.

[8]　李涛, 吕家华, 石汉平. 放疗患者营养治疗专家共识 [J]. 肿瘤代谢与营养电子杂志, 2021, 8(1): 29-34.

[9]　石汉平, 许红霞, 李苏宜, 等. 营养不良的五阶梯治疗 [J]. 肿瘤代谢与营养电子杂志, 2015, 2(1): 29-33.

[10]　FERREIRA IB, LIMA EDNS, CANTO PPL, et al. Oral Nutritional Supplementation Affects the Dietary Intake and Body Weight of Head and Neck Cancer Patients during (Chemo) Radiotherapy[J].Nutrients, 2020, 12(9): 2516.

[11]　NEOH MK, ABU ZAID Z, MAT DAUD ZA, et al. Changes in Nutrition Impact Symptoms, Nutritional and Functional Status during Head and Neck Cancer Treatment[J]. Nutrients, 2020, 12(5): 1225.

[12]　LYU J, SHI A, LI T, et al. Effects of Enteral Nutrition on Patients With Oesophageal Carcinoma Treated With Concurrent Chemoradiotherapy: A Prospective, Multicentre, Randomised, Controlled Study[J]. Front Oncol, 2022, 12: 839516.

[13]　EDA K, UZER K, MURAT T, et al. The effects of enteral glutamine on radiotherapy induced dermatitis in breast cancer[J]. Clin Nutr, 2016, 35(2): 436-439.

[14]　AHRÉN IL, BJURBERG M, STEINECK G, et al. Decreasing the Adverse Effects in Pelvic Radiation Therapy: A Randomized Controlled Trial Evaluating the Use of Probiotics[J]. Adv Radiat Oncol, 2022, 8(1): 101089.

[15]　LIU MM, LI ST, SHU Y, et al. Probiotics for prevention of radiation-induced diarrhea: A meta-analysis of randomized controlled trials[J]. PLoS One, 2017, 12(6): e0178870.

[16]　TAO X, ZHOU Q, RAO Z. Efficacy of ω-3 Polyunsaturated Fatty Acids in Patients with Lung Cancer Undergoing Radiotherapy and Chemotherapy: A Meta-Analysis[J]. Int J Clin Pract, 2022,

2022: 6564466.

[17] HALE MF. Radiation enteritis: from diagnosis to management[J]. Curr Opin Gastroenterol, 2020, 36(3): 208–214.

[18] MOUSSA L, USUNIER B, DEMARQUAY C, et al. Bowel Radiation Injury: Complexity of the Pathophysiology and Promises of Cell and Tissue Engineering[J]. Cell Transplant, 2016, 25(10): 1723–1746.

[19] REHAILIA-BLANCHARD A, HE MY, RANCOULE C, et al. Physiopathologie et modulation pharmacologique de l'entérite radique [Physiopathology and pharmacological perspectives in the treatment of radiation enteritis] [J]. Cancer Radiother, 2019, 23(3): 240–247.

[20] BISMAR MM, SINICROPE FA. Radiation enteritis[J]. Curr Gastroenterol Rep, 2002, 4(5): 361–365.

[21] 马腾辉, 秦启元, 王怀明, 等. 中国放射性直肠炎诊治专家共识 (2018 版)[J]. 中华胃肠外科杂志, 2018, 21(12): 1321–1336.

[22] WEIMANN A, BRAGA M, CARLI F, et al. ESPEN guideline: Clinical nutrition in surgery[J]. Clin Nutr, 2017, 36(3): 623–650.

[23] HENSON CC, BURDEN S, DAVIDSON SE, et al. Nutritional interventions for reducing gastrointestinal toxicity in adults undergoing radical pelvic radiotherapy[J]. Cochrane Database Syst Rev, 2013, 26(11): CD009896.

[24] THEIS V, SRIPADAM R, RAMANI V, et al. Chronic radiation enteritis[J]. Clin Oncol(R Coll Radiol), 2010, 22(1): 70–83.

[25] WEBB GJ, BROOKE R, DE SILVA AN. Chronic radiation enteritis and malnutrition[J]. J Dig Dis, 2013, 14(7): 350–357.

[26] PIRONI L, ARENDS J, BOZZETTI F, et al. ESPEN guidelines on chronic intestinal failure in adults[J]. Clin Nutr, 2016, 35(2): 247–307.

[27] CAI Z, CAI D, YAO D, et al. Associations between body composition and nutritional assessments and biochemical markers in patients with chronic radiation enteritis: a case-control study[J]. Nutr J, 2016, 15(1): 57.

[28] ERBIL Y, OZTEZCAN S, GIRIS M, et al. The effect of glutamine on

radiation-induced organ damage[J]. Life Sci, 2005, 78(4): 376–382.

[29] BLANAROVA C, GALOVICOVA A, PETRASOVA D. Use of probiotics for prevention of radiation-induced diarrhea[J]. Bratisl Lek Listy, 2009, 110(2): 98–104.

[30] CHITAPANARUX I, CHITAPANARUX T, TRAISATHIT P, et al. Randomized controlled trial of live lactobacillus acidophilus plus bifidobacterium bifidum in prophylaxis of diarrhea during radiotherapy in cervical cancer patients[J]. Radiat Oncol, 2010, 5: 31.

[31] LIU MM, LI ST, SHU Y, et al. Probiotics for prevention of radiation-induced diarrhea: A meta-analysis of randomized controlled trials[J]. PLoS One, 2017, 12(6): e0178870.

[32] EPSTEIN PS, AAPRO MS, BASU ROY UK, et al. Patient Burden and Real-World Management of Chemotherapy-Induced Myelosuppression: Results from an Online Survey of Patients with Solid Tumors [J]. Adv Ther, 2020, 37(8): 3606–3618.

[33] CHOI CW, SUNG HJ, PARK KH, et al. Early lymphopenia as a risk factor for chemotherapy-induced febrile neutropenia[J]. Am J Hematol, 2003, 73(4): 263–266.

[34] LIS CG, GUPTA D, LAMMERSFELD CA, et al. Role of nutritional status in predicting quality of life outcomes in cancer-a systematic review of the epidemiological literature [J]. Nutr J, 2012, 11: 27.

[35] 韩东景, 沈艳丽, 赵楠, 等. 晚期非小细胞肺癌患者的营养状况及其对化疗的影响研究 [J]. 中国全科医学, 2013, 16(34): 3325–3328.

[36] 梁震, 谭启杏, 练斌, 等. 乳腺癌术后辅助化疗患者营养状况与化疗不良反应的关系 [J]. 中国癌症防治杂志, 2018, 10(3): 177–181.

[37] MÜLLER-RICHTER U, BETZ C, HARTMANN S, et al.Nutrition management for head and neck cancer patients improves clinical outcome and survival[J]. Nutr Res, 2017, 48: 1–8.

[38] COUCH M, LAI V, CANNON T, et al. Cancer cachexia syndrome in head and neck cancer patients: Part I. Diagnosis, impact on quality of

life and survival, and treatment[J]. Head Neck, 2007, 29(4): 401–411.

[39] SHIM H, CHEONG JH, LEE KY, et al.Perioperative nutritional status changes in gastrointestinal cancer patients [J]. Yonsei Med J, 2013, 54(6): 1370–1376

[40] MAK M, BELL K, NG W, et al. Nutritional status, management and clinical outcomes in patients with esophageal and gastro-oesophageal cancers: A descriptive study [J]. Nutr Diet, 2017, 74(3): 229–235.

第8章
中西医结合营养治疗的护理要点

1. 如何进行营养不良患者的动态监测？

(1) 营养不良的筛查：营养不良是指由于摄入不足或利用障碍引起能量或营养素缺乏的状态，是导致不良临床结局的主要因素。营养不良是一种营养缺乏状态，绝大多数患者是疾病相关性的营养不良。2019 全球（营养）领导人发表的营养不良诊断标准共识（GLIM）中确定了与营养不良紧密相关的三个表现型标准：非自主体重下降、低体质指数和肌肉质量减少；以及两个病因型标准：食物摄入或吸收减少和炎症／疾病负担。营养不良的诊断需要在营养风险筛查 2002（NRS2002）、微型营养评估短问卷（MNA-SF）阳性的基础上，满足至少一个表现型和一个病因型标准。目前常用的营养筛查工具包括 MNA-SF、NRS2002 量表、营养不良通用筛查工具（MUST）、营养不良筛查工具（MST）等。不同的营养筛查工具在不同应用场景中敏感度及特异度不尽相同，其中 MNA-SF、NRS2002 是我国肠内肠外营养学分会推荐的营养筛查工具。

(2) 动态监测内容：通过营养筛查发现患者存在营养不良或营养风险，应进一步动态地对患者的营养、代谢状况及机体功能等进行全面检查和评估。目前全球对于营养监测的具体方法或流程尚未达成一致，但监测内容相对统一，涉及的内容主要包括：

人体测量、生化指标、功能检查等，见表15。

表 15　营养不良监测内容

监测项目	主要内容
人体测量	身高、体重、BMI、近期体重变化
	腹围、小腿围、臂围
	皮褶厚度
	人体成分分析（BIA、DEXA、CT、MRI）
生化指标	血常规：血红蛋白、白细胞、淋巴细胞
	肝功能：前白蛋白、白蛋白、胆红素、转氨酶
	肾功能：肌酐、尿素氮
	视黄醇结合蛋白、转铁蛋白
	炎症标志物：C 反应蛋白
	血电解质：钠、钾、磷、镁、钙
	微量营养素：水溶性维生素、脂溶性维生素、微量元素
功能检查	肌力测量：握力
	直接肌肉刺激：该方法用于测量非自主性肌肉的力量
	呼吸功能：最大呼气量的峰值随营养状况的改变而变化，代表呼吸肌的力量
	免疫功能：总淋巴细胞计数、皮肤迟发性超敏反应

(3) 动态监测频次：营养不良干预过程中，应常规定期监测肝、肾功能及血糖、血脂和电解质等代谢指标的变化，以预防代谢性并发症和再喂养综合征的发生。不同评定参数复查的间隔时

间也各不相同。对于体重、生化指标等项目，建议每周监测 1~2
次。人体学测量、人体成分分析、影像学检查等，每 4~12 周复
查一次。所有严重营养不良患者出院后均应该定期（至少每 3 月
一次）到医院营养门诊或接受电话营养随访。

2. 怎样帮助患者改善营养不良状态？

　　营养不良在广义上来说分为营养过剩和营养不足，但人们习
惯将营养不良等同于营养不足或营养缺乏。这里所指的营养不良
是由于能量、蛋白质和其他相关营养素缺乏，导致机体分子和组
织合成等功能受限，影响身体健康及临床结局。营养不良既可能
是导致疾病发生的原因，也可能是疾病发展的结果；既可以在急
性疾病中短期存在，也可以在各种慢性疾病及社会心理疾病中长
期存在。从营养不良带来的经济损失来看，在患有相似疾病的状
态下，存在营养风险的患者住院费用往往比没有营养风险的患者
高约 19%。世界卫生组织报告表明，营养不良是整个人类健康中
最大的威胁，是全世界范围内的第一死亡原因。

　　营养不良根据病因分类，可以分为原发性营养不良和继发
性营养不良。原发性营养不良主要是指营养素摄入不足，体现的
是疾病的原因；而继发性营养不良是指营养素吸收障碍或消耗过
多，体现的是疾病的结果。因此我们必须要明确营养不良发生的
原因并采取针对性的治疗措施。

　　目前的营养干预准则以欧洲临床营养和代谢学会（ESPEN）
的建议为准，治疗的基本目的是满足液体、能量、蛋白质及微量
元素的目标需要量。满足机体液体需要量至少 90%，能量目标需
求 70%~90%，蛋白质和微量元素目标需求 100%，能量补充标
准按照 20~25kcal/（kg·d）来给予，同时根据患者耐受程度个性

化地调整，蛋白质的目标需要量为 $1\sim2g/(kg\cdot d)$。

要想改善患者的营养不良状态，我们需要进行一定程度的营养干预，主要的方法就是应遵循五阶梯治疗原则，为患者进行规范化的治疗。第一阶梯：饮食+营养教育。根据营养评定判断营养不良的严重程度，如为轻度营养不良，则通过第一阶梯的治疗方法即可达到目标需求，在这其中的营养教育又包括：评估营养不良的严重程度；评定营养不良的类型；分析营养不良发生的原因；提供个性化的饮食指导，以及讨论或处理营养不良发生的非饮食原因，在这个阶段不存在引起患者营养不良的高危疾病因素，以营养不良的健康教育预防为主。第二阶梯：饮食+口服营养补充（ONS）。当患者的饮食+营养教育不能达到目标需要量时，则应该选择饮食+ONS，除了摄入日常饮食以外，可以通过口服补充摄入特殊医学用途配方食品来满足每日营养的需求。第三阶梯：全肠内营养（TEN）。该种治疗方法用于完全没有办法满足进食需求的状况，需要通过鼻胃管、鼻肠管等方式注入肠内营养液，肠内营养液的选择应考虑其能量，蛋白质的利用率，以及是否有膳食纤维等各种因素，帮助患者维持肠道的功能以保证营养需要。第四阶梯：部分肠内营养+部分肠外营养（PEN+PPN）。当仅通过肠内营养方法治疗仍无法满足每日营养需求量的情况下，需要在此基础上增加肠外营养来辅助治疗营养不良的情况，但同时尽可能保留肠内营养，来维持肠道正常的生理功能。第五阶梯：全肠外营养（TPN）。在消化道功能丧失或消化道不能被利用的情况下，TPN 则被作为维持患者生存的唯一营养来源。

这五个阶梯既相互连续，又相对独立。一般情况下，我们应该遵循阶梯治疗原则，由下往上依次进行，参照 ESPEN 指南建议，当下一阶梯 3～5d 不能满足 60% 目标能量需求时，应选择进入上一阶梯，但是阶梯与阶梯之间并非不可逾越，患者可能逾越上一阶梯直接进入上上阶梯，而且不同阶梯常常可以同时使用，如饮食 + 营养教育 +ONS+PPN。在临床营养工作实践中，我们应该根据患者的具体情况，进行个体化的营养治疗。

3. 使用鼻饲管进行肠内营养的护理要点有哪些？

鼻饲是指将导管经鼻腔插入胃肠道，从该导管给患者提供必需的食物、营养物质、水及药物的方法，是临床中提供或补充营养极为重要的方法之一。鼻饲管的选择可以根据患者的疾病类型、体质、营养途径和耐受性进行选择，尽量减少患者置管期间的不适。

鼻饲的方法分为 3 种，一次性输注、间歇性重力输注、营养泵持续输注。给予患者鼻饲前应了解患者的现病史、既往史、用药史等情况。评估患者的合作程度、营养状况；评估有无误吸风险、腹部不适、腹泻、胃潴留等情况；患者鼻饲的途径、管道位置及管路通畅情况。还需评估患者及其家属的疾病认知程度、心理反应、经济能力，以及对肠内营养支持的接受程度。无论采取何种方法进行鼻饲，患者均应采取 30°～45° 的半卧位，以免发生误吸。鼻饲液的温度应该保持在 38～40℃，避免过冷或过热；开启使用的鼻饲液使用时间不得超过 24h；每次鼻饲前、后，或每连续输注 4h 均应用 20～30ml 的温水进行冲管，以防止管道堵塞；每 4～6h 评估患者肠内营养耐受性，根据肠内营养耐受性评分调节鼻饲的输注速度。一次性输注营养液时，每次给予 200ml 左右，每天 6～8 次；间歇性重力输注营养液，每次 250～400ml，速度 20～30ml/min，每天 4～6 次；营养泵持续输注，应该连续

12～24h 均匀地持续输注，营养制剂的浓度和渗透压不宜过高，速度应由 20～40ml/h 开始，若患者可以耐受且无不适反应，可以每日递增 20ml/h，3～5d 后可达 100～125ml/h，再逐渐增加浓度，直至达到患者能够耐受并满足营养需要的浓度、速率和总量，通常需 7～10d 的时间。需要注意的是，在初始期不足的营养素应由肠外营养补充。大量研究资料表明，持续输注方式的营养素吸收较好，患者大便次数也明显少于间歇输注，患者发生胃肠道不良反应较少。但无论采取间歇或连续输注肠内，患者都应采取半卧位以避免发生将营养液吸入气管的危险。鼻饲患者每日至少进行 2 次及以上的口腔护理，使用无菌的输注管道、冲洗器，每 24 小时更换一次。每天营养液输注完毕后，需将鼻饲管末端用纱布包裹妥善，固定于患者衣领处，并记录鼻饲的时间、营养液的种类、量及患者的反应等。

给予鼻饲期间，需观察患者有无呕吐、腹胀、腹泻、便秘或胃肠道动力不足的情况，如有需调整输注的速度、总量、更换营养液的配方，寻找原因积极处理。还需监测患者是否有代谢性并发症，如高血糖、低血糖、电解质失衡，必要时按医嘱给予相应的治疗；观察患者有无反流和误吸的情况发生，嘱患者鼻饲结束后也应维持半卧位 30～60min；为防止营养液污染，护士在操作过程中做好手卫生，严格遵循无菌原则进行操作；防止鼻饲管堵管或脱管，护士应每班评估鼻饲管的固定情况，关注烦躁不配合的患者并给予保护性约束，以免发生脱管；鼻饲过程中如需给予药物输注，应把药物充分碾碎溶解注入，并充分冲洗管道，防止堵管。

4. 肠外营养不良反应的处理方法有哪些?

肠外营养 (parenteral nutrition, PN) 虽有其优点, 同时也可能出现多种不良反应。早期发现 PN 不良反应并及时处理, 和原发病的治疗同等重要。根据 PN 不良反应的性质和发生的原因, 可归纳为静脉导管相关不良反应、代谢相关不良反应及感染相关不良反应。

(1) 静脉置管相关不良反应

① 肺与胸膜损伤: 锁骨下静脉穿刺是中心静脉置管的首选部位。置管时可能损伤胸膜、肺尖, 引起气胸, 插管后需常规行胸部 X 线检查, 以及时发现有无气胸, 少量气胸一般无明显临床症状, 不必特殊处理。如果穿刺时患者突发呼吸困难、剧烈胸痛或咳嗽, 此时应立刻拔除穿刺针, 迅速封闭穿刺点, 及时按压皮肤创口并封闭 12h, 行胸部 X 线检查以明确诊断。

② 血管及胸导管损伤: 穿刺时穿破动脉可导致血胸, 甚至可引起纵隔血肿, 产生纵隔压迫症状。如果穿刺导管未放置入静脉而误入胸腔, 致使输入的营养液进入胸腔, 引起胸痛、呼吸困难甚至休克。此时应立即终止输液并拔除导管, 局部加压 5~15min, 并视胸腔积液量采取必要的胸腔引流术。

③ 乳糜胸: 左颈内或左锁骨下静脉穿刺时偶可发生胸导管穿破导致乳糜胸, 穿刺点可有清亮淋巴液渗出, 此时应拔除静脉导管。如出现乳糜胸, 则应放置胸腔闭式引流管。一旦患者出现相应症状, 应及时行影像学检查, 进行对症处理。

④ 神经损伤: 颈内静脉穿刺时可能伤及膈神经、迷走神经、喉返神经或颈交感神经链等, 从而产生相应的症状及体征。经外周静脉中心静脉置管 (PICC) 时可出现臂丛神经损伤, 患者可出

现同侧神经、尺神经或正中神经刺激症状，患者主诉穿刺手臂触电样疼痛、麻木、刺痛、灼痛、无力等不适，应高度警惕是否为神经损伤。应立即停止置入并小心拔除穿刺针或导管，评估患者手臂能否遵嘱活动及完成活动程度，记录、追踪，并报告医生及时处理，必要时遵医嘱给予镇痛药、营养神经药物等。

⑤ 静脉炎：密切观察输注部位有无疼痛、压痛、红斑、肿胀、脓肿或可触及静脉条索，若发生静脉炎后立即拔除外周静脉导管，抬高患肢，制动并避免受压，必要时避免在患肢静脉输液，动态观察。

⑥ 导管堵塞：不含脂肪乳的肠外营养液推荐使用 0.2μm 精密输液器，含脂肪乳的肠外营养液推荐使用 1.2～5.0μm 精密过滤器，同时注意药物配伍禁忌。发生导管堵塞时，分析堵塞原因，不可强行推注生理盐水，应立即拔除外周静脉导管、PICC、CVC 或 PORT，遵医嘱处理并记录。

(2) 糖代谢紊乱：电解质异常、肝功能异常、脂代谢异常等。大多数营养不良患者治疗前已存在摄入减少、胰岛素分泌不足等状况，葡萄糖输入过多、过快，外源性胰岛素补充不足，则会出现高血糖。此时，可调整营养液中糖与脂肪的比例，或在葡萄糖溶液中加入适量胰岛素。高血糖导致的高渗透压状态可使脑细胞脱水，出现高渗性非酮性昏迷。因此，应控制糖的输入速度，含有葡萄糖的肠外营养制剂推荐 5～7mg/(kg·min)，糖尿病患者葡萄糖输注＜4mg/(kg·min)，并监测血糖和尿糖。建议患者血糖控制目标为 7.8～10mmol/L，建议每 4～6h 测血糖并记录。对于无糖尿病病史患者，血糖＜7.8mmol/L 时，达到预期热量摄入后 24～48h 内未接受胰岛素治疗，可停止血糖监测；血糖＞10mmol/L 时，应开始胰岛素治疗。严重高血糖反应发生后应立即停用肠外营养，改用以 250ml/h 的速度输入低渗盐水（0.45%），以降低血浆渗透压，同时加用适量胰岛素以降低血糖，严密监测血糖、尿糖值及电解质浓度。做好病情观察，观察患者精神状态，有无头痛头晕、嗜睡、烦躁等症状。

(3) 电解质紊乱：电解质紊乱在肠外营养时较易发生，最常见的是低钾、低镁及低磷。其中要特别注意的是磷的补充，长期肠外营养治疗的患者，大量磷、钾、镁从细胞外进入细胞内，导致低磷、低钾、低镁血症。尤其是有肠外瘘的患者，更应注意补充。由于各种电解质的补充量没有固定的标准，唯一的办法是定期监测其血液浓度，依据患者的检验结果及时调整。

(4) 脂代谢异常：在确定肠外营养配方时，葡萄糖和脂肪乳均为供能物质，糖脂比通常为（6∶4）～（7∶3）。在重症、创伤、外科大手术等情况下，患者常合并应激性高血糖及胰岛素抵抗，外周组织葡萄糖利用障碍，可适当降低糖脂比（5∶5）。控制输注速度，长期输注含脂肪乳的肠外营养制剂，输注速度不宜超过 0.11g/（kg·h）；推荐使用橄榄油脂肪乳、ω-3 鱼油脂肪乳、中长链脂肪乳剂；脂肪乳使用量应控制在 0.7～1.3g/（kg·d），最高不超过 1.5g/（kg·d）。推荐 TPN 期间每周测肝功能 2 次，有异常及时处理。在脂肪乳输注过程中，血清甘油三酯应＜5mmol/L。若＞5mmol/L，脂肪乳应减量；若＞11.4mmol/L，则应停用。

(5) 感染相关不良反应：PN 感染的主要来源是导管，又称导管相关血流感染。导管相关血流感染是指 PN 的患者有发热和感染症状，无法确定感染病灶，症状在导管拔除后消失。当接受 PN 支持的患者出现不明原因的发热时，首先应立即停止输注营养液，换以等渗葡萄糖溶液输注，仔细询问病史，并做详细的体格检查。取营养液及患者血、尿标本分别做细菌培养，更换敷料，检查穿刺部位有无炎症表现，并自导管抽取血标本做细菌培养，如经上述步骤明确发热是溶液及导管以外的原因，则可以恢复静脉营养。如更换等渗溶液后体温很快下降，应考虑感染源来自导管的可能，此时需无菌环境下拔除导管，并剪下导管前端1cm做细菌培养，同时由周围静脉输入等渗葡萄糖溶液。

5. 肠造口患者的护理方法有哪些？

肠造口术喂饲是将流质饮食经远端造口注入消化道，使其在消化道内能继续消化吸收的过程。其中空肠穿刺造口是目前腹部手术后行肠内营养支持治疗最受欢迎的置管方法之一，较传统的空肠造口简单、省时、安全。在患者病情稳定、肠蠕动恢复正常且没有肠道并发症等情况下，即可开始给予肠造口喂养。

肠造口喂养前，需评估造口周围皮肤有无红肿、破溃，造口有无脱出或回缩，喂养管有无堵塞、固定是否妥当，管道位置是否正确，患者能否接受肠造口喂养，以及对肠造口喂养的知识是否了解。准备好各种物品。

首先应协助患者取半卧位（床头抬高30°～45°），用20～30ml温水冲洗喂养管，喂养管要注意排气，防止空气进入肠道造成胀气；再选择合适的输注方法（一次性输注、间歇性重力输注、营养泵持续输注）注入营养液，输注过程中每4小时使用20～30ml的温水进行冲管，防止管道堵塞；喂养过程中，关注造口处是否有液体渗出，如有渗出需评估原因并及时处理，防止造口周围皮肤受损，必要时可上造口袋收集渗出液，如输注速度超过150～200ml/h，营养液会从肠造口处反流。每4～6小时评估患者肠内营养耐受性，及时调整输注的速度、浓度或营养液的种类。

输注完毕用20～30ml温水冲洗喂养管，并将喂养管末端反折用纱布包裹，防止注入营养液逆流。肠造口周围皮肤用生理盐水清洗并用纱布擦干，给予剪口纱布覆盖。喂养管以高举平台法用弹性胶带妥善固定。记录肠造口喂养的时间、营养液的种类和数量，以及患者的反应等。

经肠造口注入营养液期间，需根据喂养管的性质按时更换；妥善固定喂养管，避免脱管；保持喂养管通畅，防止堵管；密切观察胃肠道反应，如恶心、呕吐、腹胀、腹泻、肠坏死等，积极妥善处理；观察有无并发症的发生，如肠内容物渗出导致的造口周围皮炎、管道堵塞或管道脱垂等，如有并发症应及时通知医生配合处理。遵循管饲喂养原则，营养液从少到多、匀速给予、循序渐进，避免造成消化不良。保持口腔卫生，建议每天刷牙两次或更多。使用的营养液在24h内输注完毕，超时应丢弃。输注营养液的过程中应注意清洁卫生，预防胃肠炎的发生。做好患者的健康教育和自我护理，鼓励患者乐观积极对待，保持身心健康。

6. 如何完善出院后营养不良患者的护理？

随着快速康复外科的大力普及，缩短手术患者的住院时间，节约了医疗成本。但由于住院时间缩短，患者出院时肠道功能可能尚未完全恢复至正常状态，患者可能存在营养不良的问题，因此行家庭营养支持的患者逐渐增加。

对于长期管饲喂养的患者实施出院准备计划时，通过查阅文献、总结临床经验制订培训内容。培训内容包括管饲喂养的操作流程、营养液的选择或配制、并发症的预防和处理等。采用多媒体、图文讲解、网络平台等易于接受的培训手段，有计划地对家属或照护者进行系统培训。整合各种资源，使家属或居家照护者能够为患者提供与住院期间一致水平的管饲护理操作。完善患者出院后的延伸护理模式，实现医院护理与家庭护理的顺利过渡，确保患者出院后获得充分营养、持续完善的照护，同时降低管饲喂养并发症的发生率及非计划再入院率。

对于经口进食患者，出院前评估患者营养状态，为患者制订详细的书面的营养支持方案，内容包括：存在的主要营养问题与对策、每日营养处方、膳食家庭制作要点、餐次比例、推荐食材等。对低蛋白血症患者，在保证充足能量摄入的同时，提高优质蛋白质比例，适量增加鱼类、虾类、肉类等优质蛋白质食物的摄入量。饮食不能达到蛋白质需要量时，额外补充乳清蛋白质。对于贫血患者，在保证每日能量、蛋白质、维生素等营养素摄入基础上，增加动物血、木耳等富含铁的食材，同时注意补充维生素C。对于低体重患者，在合理提高能量摄入、增加食物种类的同时，适量给予高能量的食物。对家庭照顾者进行健康指导，根据患者饮食习惯、照顾者的认知水平等因素，对营养支持相关问题进行讲解，使照顾者认识营养状态对疾病转归的重要性。此外，建立信息互通渠道，根据患者在线记录的饮食日记、体重监测记录、生化指标，动态监测、适时调整患者饮食结构。

保持对营养不良患者的院外随访，指导患者定期监测营养不良改善的效果，关注并评估改善营养不良效果欠佳的原因，必要时及时来院就诊。

7. 肠内营养制剂如何储存？

肠内营养制剂是一种均衡的营养制剂，能够全面提供人体所需的蛋白质、糖类、维生素、矿物质及微量元素。由于肠内营养成分复杂，这些成分在制剂中相互作用，使得制剂的化学稳定性降低，容易发生变质。同时营养制剂中的营养成分丰富，为微生物生长提供了良好的生长环境。此外，一些肠内营养制剂中还含有植物油、抗氧化剂等易氧化的成分及维生素 C、维生素 E 等抗氧化剂，在光照、氧气的作用下容易失去活性；蛋白质、脂肪等成分也容易在高温、氧气存在的情况下发生氧化变质。根据膳食的原料来源可分为由天然食物配制的常规膳食和以营养素单体成分为原料生产的营养素种类及含量明确的配方膳食。目前，临床应用的配方膳食基本都是商品化产品，但无论是何种制剂，要想保证肠内营养制剂的安全使用，前提就是要正确储存肠内营养制剂。

(1) 对于自制营养制剂，由于使用的是天然食物，要想保证其安全的使用，更要严格控制自制营养制剂的储存温度和时间，可以采取以下措施。

① 及时冷藏：配制好的匀浆膳应该及时放入冰箱中冷藏，不宜超过 24h，并确保储存温度在 0~4℃。如果不能及时冷藏，也应该尽快放入阴凉处，避免长时间暴露在室温下。

② 避免反复加热：如果需要再次食用，避免对已经加热过的食物再次进行加热，以免影响食物的口感和营养价值。

③ 定时检查：定时检查匀浆膳的状态，如果发现有异味、变色、发酵等情况，说明已经变质，应该及时处理并避免食用。

④ 合理规划：在制作和储存匀浆膳时，应该合理规划食材用量和储存时间，尽量避免大量剩余和长时间储存。如有剩余，也应严格控制温度和时间，妥善保存。

⑤ 注意食材卫生：在制作匀浆膳时，应该注意食材的卫生、

质量，选用新鲜、无污染的食材，避免食品污染和交叉感染。同时，储存过程中也要保持清洁卫生，以防止食品变质和细菌繁殖。

总之，要严格控制自制匀浆膳的储存温度和时间，需要及时冷藏，避免反复加热，定时检查食物状态，合理规划食材用量和储存时间，以及注意食材卫生等。这样才能够保证自制匀浆膳的安全和营养价值。

(2) 商品化营养制剂的储存则应按说明书上的要求进行规范的存储。

① 存放环境：肠内营养制剂应存放在干燥、阴凉、通风良好的地方，避免高温和阳光直射。此外，还应避免潮湿和污垢，以免影响产品的质量和安全性。肠内营养制剂应在室温下储存，并保持温度稳定。不应将肠内营养制剂暴露在极端的温度条件下，例如高温或冷冻。如果室温超过 25℃，应将肠内营养制剂存放在阴凉处，并定期检查温度。

② 密封性：肠内营养制剂的包装应保持完整，不应有破损或泄漏，一旦打开，应立即使用。肠内营养乳剂开封后应在 24h 内使用完毕，如未使用完应及时丢弃；肠内营养粉剂开封后也应在 3 周内使用完毕，使用后将盖子紧密地盖回，过时应及时丢弃。无论何种商品化肠内营养制剂，如果发现包装有破损或泄漏，都应立即停止使用。

③ 保质期：肠内营养制剂应在其标签上注明的保质期内使用。一旦超过保质期，应立即停止使用。冲调好的肠内营养粉剂，如不立即使用，应放入 2～6℃ 的冰箱冷藏且不超过 24h，此外，如果肠内营养制剂在储存过程中出现异味、变色、分离或沉淀物等情况，也应立即停止使用。

④ 特殊储存条件：某些肠内营养制剂可能需要特殊的储存条件，例如需要避光、干燥、低温和无菌等。在这种情况下，应遵循制造商的指示，并确保满足所有储存条件。

总之，合适的储存条件及正确的储存方法，可以确保肠内营养制剂在使用前保持良好的质量和安全性。

8. 如何做好患者肠内营养耐受性分级管理？

目前对肠内营养不耐受的定义尚未统一，实施肠内营养的过程中经常会出现恶心、呕吐、胃排空延迟、腹胀、肠痉挛、便秘和腹泻等肠道不耐受的症状，其中以恶心呕吐、腹胀、腹泻最为常见。

(1) 肠内营养耐受性分级

肠内营养不耐受主要表现为腹痛、腹胀、恶心、呕吐和腹泻。不耐受情况按照等级评分法进行记分。

① 腹胀 / 腹痛分级：0 分，患者未意识到症状；1 分，患者意识到轻度腹胀 / 腹痛感；2 分，感觉明显，会自行缓解或腹内压 15～20mmHg；5 分，严重腹胀 / 腹痛感，无法自行缓解或腹内压＞20mmHg。

② 腹泻分级：0 分，大便成形，每日 3 次以下；1 分，3～5 次稀便 /d，量＜500ml；2 分，稀便＞5 次 /d，且量 500～1500ml；5 分，稀便＞5 次 /d，且量＞1500ml。

③ 恶心呕吐：0 分，无恶心呕吐；1 分，有轻微恶心，无呕吐；2 分，恶心呕吐，但不需要胃肠减压或胃残余量＞250ml；5 分，呕吐，需要胃肠减压或残留量＞500ml。

(2) 分级动态管理：肠内营养过程中，每班护理人员均需在电子病历信息系统中进行肠内营养耐受性评分。若未能及时对患者进行肠内营养耐受性评分时，系统会予以提示，避免护理人员遗忘。评估表主要内容包括腹胀、腹痛、恶心、呕吐及腹泻，分值在 0~5 分，其中 0 表示无症状、5 表示症状十分明显。当总分在 0~2 分，可维持当前治疗或酌情增加喂养速度；总分在 3~4 分，可将喂养速度减半，2h 后重新评估；总分≥5 分，需要暂停肠内喂养。

9. 肠内营养并发症怎样观察及护理？

(1) 实施肠内营养的原则：实施肠内营养时，为预防并发症的发生，应注意以下五个要点，见表 16。

表 16　实施肠内营养的五个要点

序　号	要　点
1	一个原则，即个体化，根据每位患者的实际情况选择合适的营养制剂及剂量、输注途径及方法
2	注意两个不耐受，即胃不耐受和肠不耐受，前者大多和胃动力有关，后者多与方法不当有关
3	观察上、中、下三个部位。上，即上消化道表现，如恶心、呕吐；中，即腹部，观察腹痛、腹胀、肠型和肠鸣音；下，即下消化道表现，如腹泻、便秘、大便次数、性状和量
4	特别重视四个问题，即误吸、反流、腹胀、腹泻
5	注意五个度：输注速度、液体温度、液体浓度、耐受程度(总量)及床头抬高角度

(2) 胃肠道并发症观察及预防

① 腹泻：营养液输注量过大、速度过快、浓度过高，腹泻的发生率越高。营养液的供给总量一旦过多，将超过胃肠道黏膜的

耐受程度及吸收能力；若营养液输注的速度过快，会使肠蠕动加快，胃肠道黏膜不能及时吸收营养物质；营养液浓度如果过高，胃肠道将分泌大量水分以稀释营养液，当大量水分进入胃肠道时会刺激肠道蠕动而发生渗透性腹泻。因此肠内营养的实施过程中应遵循浓度从低到高、速度由慢到快的原则。另外，要确保营养液的正确使用和合理保存，对于乳糖酶缺乏患者宜选用乳糖含量较低的营养液，如因营养液气味难闻而引起恶心时，可在营养液中适当添加调味剂。由于营养液适宜细菌生长而易变质，因此一次的配制量不宜过多，以 24h 内用完为宜。配制后置于冰箱内 2~8℃冷藏保存，营养液室温下需在 8h 内用完。另外，要注意调节营养液温度和输注的速度，肠内营养液输注时要将温度保持在 38~40℃，尤其在冬季更要避免低温刺激胃肠道，而引起腹泻及肠痉挛所致的疼痛、恶心及呕吐。如发生腹泻，应立即按医嘱给予止泻药物并进行静脉补液，防止细胞脱水。此外腹部可以进行热敷以缓解痉挛引起的疼痛不适症状。腹泻、腹胀时还需注意调整营养液输注的速度，必要时遵医嘱停止输注肠内营养液。

②腹胀：患者主诉腹部有胀气感，体格检查可见腹部膨隆，叩诊呈鼓音或腹围较鼻饲前增加，且腹部触诊较硬、移动度降低、紧张度增高，可采用测量腹围和通过腹部触诊的方法对腹胀程度进行评估。腹围测量采用 1.5m 的软尺，将受试者的肚脐作为测量起点，用医用防水笔在受试者的腰部做标记，并且每次呼气时在相同的地方测量腰围；用浅触诊和深触诊评估腹胀时，通过施加足够的压力，使浅触诊形成 1~2cm 的凹陷，深触诊形成 2.5~7.5cm 的凹陷。如果腹部柔软、活动、不紧张，则认为没有腹胀；如果腹部坚硬则认为腹胀。益生菌能够改善肠内营养患者的胃肠功能和营养状况，减少腹胀的发生率，缩短达目标喂养量

的时间，改善患者白蛋白、血红蛋白水平。患者腹胀时，可使用比沙可啶等刺激性缓泻药；胃排空延迟时，可使用胃复安，以预防或治疗腹胀。

(3) 误吸：误吸的判断标准包括胃内容物从口鼻腔涌出伴呼吸困难、气促、肺部湿啰音增多；气道中吸出胃内容物或痰培养中有胃内容物；无明显症状，但经影像学检查确诊为吸入性肺炎。对于误吸高危患者建议幽门后喂养。接受 EN 治疗的患者应使用鼻饲患者误吸风险评估量表进行误吸风险评估。评估时机包括：开始鼻饲与停止鼻饲时；有病情变化时；患者出现 FOUR 评分＜5 分、胃潴留量＞150ml、腹内压＞20mmHg，以及胃内容物反流中任意两项时，需每 8h 评估 1 次；量表评分高于误吸风险临界值时，需每天评估 1 次。医护人员应做好以下几点，以预防和及时处理误吸。对于误吸高风险患者，建议幽门后喂养，建议 EN 期间尽量保持床头抬高 30°～45°，鼻饲中及鼻饲后的 1h 内要保持患者体位的相对稳定，避免翻身、吸痰、叩背等操作，减少反流及误吸的发生。若患者必须降低床头进行其他操作，操作结束后尽快抬高床头角度。对于气管插管患者，推荐声门下吸引和定位，以降低误吸风险。行 EN 支持的机械通气患者，推荐采用间歇 EN 法，以预防吸入性肺炎的发生。建议对 EN 支持的危重症患者每天使用两次氯己定漱口液改善口腔卫生，长期 EN 患者，建议每日进行两次口腔护理。如果患者突然发生呼吸急促、心率加快、发热并咳泡沫样非脓性痰，应及时行胸部 X 线检查，若提示肺叶斑点状阴影，应当考虑吸入性肺炎。一旦发生误吸、患者出现呼吸困难等情况，应立即停止营养液的输注，及时给予紧急处理。

(4) 代谢并发症：代谢并发症主要是高血糖和水电解质紊乱。

当不合理地大量喂养高浓度营养液时会引起高血糖。如果输注速度过快，还可能导致非酮症高渗性高血糖。高血糖可直接影响预后，严重可危及患者生命。大量喂养高渗营养液还可引起渗透性腹泻，造成水电解质紊乱。对于危重患者，尤其是脑外伤后的患者，下丘脑会分泌肾上腺皮质激素释放因子，促进大量的高血糖素、皮质激素等释放，使机体处于高代谢状态，进一步导致高血糖和电解质紊乱的发生。对于接受肠内营养的高血糖或糖尿病患者应每4～6h监测血糖，使用肠内营养专用营养泵控制输注速度，防止血糖波动。此外，肠内营养制剂的选择也至关重要，应尽量选择糖尿病专用配方制剂，以控制能量及外源性葡萄糖的摄入，也可以使用含纤维素的制剂。

(5) 机械性并发症：管道堵塞和非计划脱出是常见的机械性并发症。

① 管道堵塞是肠内营养过程中最常见的情况，主要与营养管的材质、内径细、置管时间长、营养液浓度高、滴速慢及未及时冲洗管道相关。喂药时碾磨不细也可能引起营养管的堵塞。连续经喂养时，建议每隔4h用30ml温开水冲洗营养管1次；间歇喂养时，每次喂养前后，用20ml温开水冲洗喂养管，可有效防止食物、药物存留。含纤维素较多的营养液或灌注速度较慢时，可使用营养泵增加动力，确保灌注的有效性；经鼻饲管鼻饲药物时，先用20ml温开水冲洗管道，每次只能注入1种药物，切忌把多种药物或与配方饮食混合注入。管道堵塞发生后，可使用20ml的注射器抽温开水反复冲洗，适当增加冲管压力使管道通畅。条件允许时可使用胰酶或碳酸氢钠，可将堵管物质有效地转化为糖和脂肪，促进堵管物质排出。

② 管道的脱出主要是与患者意识障碍或躁动、营养管未有效

妥善固定、护理不当等有关，内径较细的营养管更容易因咳嗽或呕吐而脱出。鼻胃管或鼻肠管置管成功后，在做好标记的同时还需做好管道的正确维护，建议采用专用的 3M 胶布裁剪成 π 形，将其固定于鼻翼及导管，裁剪一片约 4cm × 6cm 长方形胶布，两端各裁剪一个 T 形，用高举平台法将营养管固定于脸颊上。对于空肠造瘘或胃造瘘管，裁剪 3m 胶布使其呈 E 字形，于腹壁出口处固定营养管，然后在距腹壁出口约 15cm 的位置将营养管用高举平台法固定于腹壁皮肤上。每天评估胶布是否松脱，及时更换。患者翻身前后检查营养管的位置，观察有无脱管风险，并做好班班交接。

10. 肠外营养液的配制要求有哪些?

肠外营养液是糖类、脂肪乳剂、氨基酸、维生素、电解质及微量元素等药剂混合物，其配制需按照一定规程并严格遵循无菌操作原则。肠外营养液应集中调配与供应。肠外营养液的配制操作环境应在 B 级（ISO 5 级），静脉用药调配室温度应为 18～26℃，相对湿度为 35%～75%，并保持一定量的新风。对悬浮粒子的测定推荐采用尘埃粒子计数器进行测定，各功能室的洁净度及微生物限度应满足配液需求，并定期进行评估。

配制肠外营养液时，需提前准备所需的物品、药品、静脉营养输液袋；药剂师需核查药品有无配伍禁忌，配制人员需严格按照三查七对的原则对所配制药品进行核对。配制药品时需将电解质、微量元素、胰岛素加入葡萄糖液体或复方氨基酸中，将脂溶性维生素和水溶性维生素加入脂肪乳剂中，充分混匀，待用。检查静脉营养输液袋的有效期及有无破损，关闭静脉营养输液袋的所有输液管夹；将核对的输液粘贴卡贴于输液袋表面，并平放于层流洁静操作台上。将配制好的葡萄糖液体和氨基酸溶液，悬挂在工作台的挂杆上，将静脉营养输液袋上的输液管插入液体中，先打开氨基酸溶液输液夹管，再打开葡萄糖液体输液夹管，最后将输液管针头插入含有维生素的脂肪乳剂中，边灌注边摇晃静脉营养输液袋，全部灌注完毕后，关闭所有输液管夹。轻轻摇动肠外营养输液袋，使内容物充分溶解后，再将袋中多余的空气排出，纱布包裹配药端开口，用胶带粘贴。挤压营养袋，观察是否有液体渗出，若有则须弃用。配制好的肠外营养液若不马上使用，则应暂时放入冰箱中4℃冷藏保存，使用时应提前1～2h拿出复温。

配制肠外营养液，应注意配制液体的正确顺序。钙剂和磷酸盐应分别加入不同的溶液内稀释，以免发生磷酸钙沉淀，在加入氨基酸和葡萄糖混合液后，检查有无沉淀生成，如确认没有沉淀后加入脂肪乳液体。混合液中不能加入其他药物，除非已有资料报道或验证过。加入液体总量应不小于1500ml，电解质不应直接加到脂肪乳。因为阳离子可以中和脂肪乳颗粒上磷脂的负电荷，使脂肪颗粒相互靠近，发生聚合和融合，终致水油分层。一般控制一阶阳离子浓度小于150mmol/L，二阶阳离子浓度小于8mmol/L，配制好的肠外营养液粘贴卡上应注明配制时间。

11. 肠外营养制剂的使用要求有哪些?

肠外营养制剂是一种通过静脉注射或血液循环补充的营养液，其中包含机体所需的营养素，如葡萄糖、氨基酸、脂肪乳、电解质、维生素和微量元素等。这种营养液能供给患者足够的能量，合成人体或修复组织所必需的营养物质，使患者在不能进食或高代谢的情况下，仍可维持良好的营养状况，增进自身免疫能力，促进伤口愈合，帮助机体度过危险的病程。肠外营养液的成分通常比较复杂，液体稳定性波动较大，在使用和存放的过程中会存在很多风险，如果使用不当，可能会导致静脉炎、导管相关性血流感染、血糖异常等并发症的发生，如果存放不当，可能会导致药液变质，严重的可能会导致患者输液反应的发生，严重威胁患者的安全。为了保证肠外营养制剂的正确和安全输注，我们应注意从肠外营养的适应证、输注途径选择、输注装置的选择、输注方式、输注速度、并发症监测，以及肠外营养制剂的储存等多方面的内容进行关注，以预防相关并发症的发生。

(1) 肠外营养的适应证：主要包括不能通过肠内途径提供营养素者，或肠内营养无法满足能量与蛋白质目标需要量者。临床常见需应用肠外营养的疾病有胃肠道梗阻、难治性呕吐和腹泻、胃肠道消化与吸收功能障碍（包括肠缺血、炎性肠病、短肠综合征、高排量性肠瘘、严重放射性肠炎等）、重度胰腺炎、腹膜炎、腹腔间隔室综合征（abdominal compartment syndrome，ACS）、胃肠道出血、肿瘤恶病质、高度应激或严重分解代谢等。

(2) 输注途径：目前临床使用的静脉治疗输注途径主要通过外周静脉置管和中心静脉置管两种途径来进行。如留置针及中长导管等上肢外周静脉置管使用时，建议葡萄糖浓度应≤10%、蛋白质浓度应<5%或全营养混合液渗透压摩尔浓度不超过 900mOsm/kg，且预期使用肠外营养的时间应≤14d。中心静脉置管可适用于所有类型输液治疗的给药。

(3) 输液装置的选择及使用：输液装置的选择上主要是考虑终端过滤器的过滤范围及肠外营养液中是否含有脂肪乳，对于不含脂肪乳的肠外营养使用 0.2μm 终端过滤器。对于含脂肪乳的全营养液混合液可使用 1.2～5.0μm 终端过滤器。肠外营养输液装置至少每 24h 更换 1 次，或每次更换新的肠外营养液时更换输液装置。

(4) 输注方式：输注的方式可以分为连续输注和间歇输注。对于重症患者推荐采取连续输注的方式。对于采用外周静脉置管进行肠外营养的患者，推荐采用间歇输注的方式。

(5) 输注速度：根据患者营养需求和治疗情况确定输注速度，持续输注时速度应保持在 40～150ml/h，间歇输注时速度可高达 200～300ml/h。对于含有葡萄糖的肠外营养输注速度应调节为 5～7mg/(kg·min)，但是在对糖尿病患者进行肠外营养时，葡萄糖输注速度应 < 4mg/(kg·min)。

(6) 肠外营养液储存及输注的有效期：肠外营养液宜现配现用，避免阳光直射，如需存放，应置于 4℃ 冰箱内避光冷藏，待复温后再输注。对于不含维生素与微量元素的全营养混合液在室温下可保存 30h，2～8℃ 下可保存 7d。全营养混合液输注时间不超过 24h。单独输注脂肪乳剂时间不应超过 12h 或遵照药物说明书。

(7) 监测与调整：在输注肠外营养液过程中，应密切监测患者的生命体征和营养指标，如血糖、电解质、肝功能等。根据监测结果，及时调整肠外营养液的成分和输注速度，以保证患者的安全和营养需求。

(8) 预防并发症：肠外营养液的输注过程中可能出现一些并发症，如静脉炎、导管感染、代谢性并发症等。为预防并发症的发生，应注意观察血管通路部位有无疼痛 / 压痛、红斑、肿胀、脓肿或可触及的静脉条索等静脉炎症状。同时应密切观察穿刺部位有无红斑、水肿、疼痛、压痛、渗液、硬结、皮肤破损和 (或) 体温升高等静脉导管相关感染的迹象和症状。发现异常及时采取对应的处理措施进行处理。

(9) 健康教育：医护人员应向患者及其家属详细地介绍肠外

营养液的成分、作用、输注方式、注意事项、监测与调整等方面的知识，让他们更好地理解和使用肠外营养液，以便更好地配合治疗。

12."H2H"营养管理模式如何应用？

"H2H"营养管理模式是由四川大学华西医院临床营养科在国内首次提出的一种连续的、个体化的营养管理模式。"H2H"即"Hospital to Home"，是把患者的营养治疗从医院扩展到出院/院外，将单一的治疗方式丰富为多形式的治疗方案，以患者为中心，参与人员不仅包括临床营养师、专科医生、社区医生和护士，患者家属也应该积极地参与进来，减少患者再入院的可能。

"H2H"营养管理模式的服务人群包括常见慢性疾病、可能存在营养风险或营养不良的人群、特殊人群，以及其他存在营养相关问题的人群。服务内容包括营养风险筛查、评价诊断、个体化营养咨询及饮食咨询服务、出院后口服营养补充鼻饲管喂食等个体化营养支持治疗，以及连续性营养管理服务等。这种模式的优势在于能够提高患者的营养状况，减少并发症，提升患者和家属的满意度和生活质量。通过整合上下级医院医疗资源，患者可以在家中得到专业的营养指导和护理，其家属也可以通过远程交流获取更多的知识和支持。

在临床中实施"H2H"营养管理模式，首先，需要组建专业的"H2H"营养管理团队，包括医生、护士、营养师等专业人员。这个团队负责为患者提供个性化的营养治疗方案，并在治疗过程中进行监测和调整，以确保治疗的连续性和有效性。在患者出院前，由营养师进行营养会诊，与管床医生讨论后制订个体化的居家营养方案。这个方案应该根据患者的具体情况和营养需求进行制订，以满足患者的能量和营养素需求。在患者出院后，定期对其进行随访和评估，了解患者的营养状况和治疗效果。对于病情较轻的患者，要求其定期到营养门诊随访，同时医务人员应与患者保持定期、规律的接触和联系，可以通过电话、微信等方式进行随访，及时发现和解决患者存在的问题。同时，医院营养管理团队应与社区医疗机构合作，将患者的营养管理延伸到社区层面。通过培训社区医务人员，让他们了解并掌握营养管理的知识和技能，以便在社区层面为患者提供连续性的营养管理服务。随着信息化技术的发展，借助信息化方式，也是非常必要的一种手段，可以帮助建立患者电子健康档案，记录患者的病情和治疗过程。这有助于医生全面了解患者的病情和营养状况，为其制订个性化的治疗方案提供依据。

总而言之，"H2H"营养管理模式是一种创新的医疗服务模式，是医疗服务不断完善的一种体现，不仅提高了医疗质量，同时实现个体化、连续性的营养管理服务，提高患者的就医体验及健康水平（图 9）。

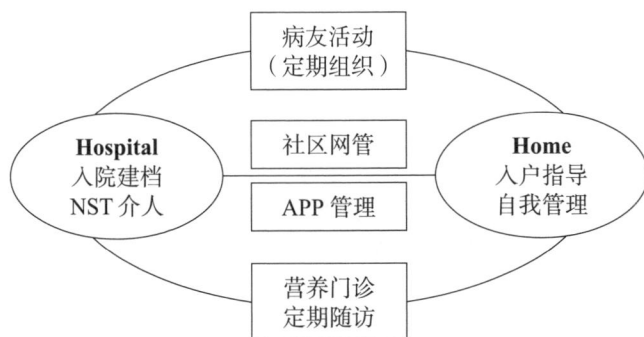

▲ 图 9　"H2H"营养管理模式

13. 如何做好营养治疗中的人文关怀护理措施？

定时、定量准确地为患者输注营养液，提高患者对营养液的耐受性，减少并发症，提高患者的舒适度，促进康复，增强患者对相关知识的了解，积极做好与患者及其家属的沟通，使其治疗期间感觉良好。

在营养治疗过程中护理人员应给予关怀性护理措施。首先，护士应着装规范，衣帽整洁，敲门进病房后礼貌称呼并真诚问候患者，如有家属在旁，主动与家属打招呼，向患者及家属进行自我介绍。沟通时，与患者和家属保持目光交流。评估病房环境和患者身体状况、意识状态，告知患者即将进行的护理操作目的，如患者对该项操作技术及相关事项有疑问，给予解释；如患者或家属拒绝治疗，应及时与医生沟通反馈。协助患者在治疗前做好生活准备，如洗漱、如厕等。护士用清洁、温暖的双手为患者进行操作，检查患者输注的管道是否妥善固定，有无堵塞或脱出，检查患者是否对胶布或敷贴过敏，根据患者的情况及时更换为低致敏固定材料。肠内营养前评估鼻腔黏膜有无压红、破溃，轻轻挪动鼻胃管，及时调整受压部位；口腔黏膜有无红肿、破溃，有无异味及感染征象，必要时给予患者口腔护理；造口周围皮肤有无红肿、破溃。输注营养液前，与患者商定一个要求护士中止操作的手势，比如"我会缓慢地为您输注营养物，当您觉得腹痛、腹胀难以忍受时请举手示意，我会立即停止操作"。输注营养液后指导患者取 $30°\sim45°$ 半卧位，"营养液已经给您输注完了，为了避免营养液反流造成误吸，请您保持这个姿势 $20\sim30min$，谢谢您配合"。另外，对于连续输注的患者须告诉患者和家属不要随意调节滴数，以免营养液过快造成身体不适。告诉患者肠内营养液输注后尽量避免剧烈活动，以防诱发恶心、呕吐，"营养液已经为您输注完成，请您安静休息，如果有恶心、呕吐等不舒服的感觉，请立即呼叫我，我把呼叫器放在您的枕边"。操作结束后为患者整理床位，核对相关治疗信息。再次询问患者需要，向患者及家属道别："请问您还有什么需要吗，有事请随时呼叫我们，谢谢您的配合！"

14. 怎样维护晚期肿瘤患者的营养权？

合理维护晚期肿瘤患者营养权需综合考虑多方面因素，应在尊重患者及其家属的权利和意愿的基础上，以临床指征和社会伦理为依据，综合考虑患者的营养状况、肿瘤预后、营养支持的风险收益比，同时兼顾公平合理使用有限医疗资源的原则，以决定是否实施营养治疗，其中预期生存时间是晚期肿瘤患者是否接受营养治疗的重要参考因素。对于晚期肿瘤患者，可由多学科团队提供包括营养咨询、体育锻炼、营养支持、肿瘤治疗在内的全面评估和建议，并在实施治疗过程中设定合理的短期和中期目标，包括营养状况、机体功能和生活质量等，根据动态变化决定下一步的营养治疗方案。针对肿瘤恶性程度较低、预后相对较好、预期生存期超过数月且无炎症反应的晚期患者，应提供个体化营养咨询，并进行充分的营养干预，反之，患者从营养干预中获益的可能性则较小。对于终末期肿瘤患者，特别是生命体征不稳定和多器官功能衰竭的患者，原则上不考虑系统性营养干预治疗。

参考文献

[1] 杜光，胡俊波. 临床营养支持与治疗学 [M]. 北京：科学出版社，2016.

[2] 蔡东联，糜漫天. 营养师必读 (第三版) [M]. 北京：人民军医出版社，2014.

[3] 石汉平，余红兰，吴承堂. 普通外科营养学 [M]. 北京：人民军医出版社，2012.

[4] 彭南海，黄迎春. 肠外与肠内营养护理学 [M]. 南京：东南大学出版社，2016.

[5] 胡爱玲，郑美春，李伟娟. 现代伤口与肠造口临床护理实践 [M]. 北京：中国协和医科大学出版社，2010.

[6] 刘义兰，杨和平，许娟. 关怀性护理技术 [M]. 武汉：湖北科学技术出版社，2018.

[7] 陈灏珠，林果为. 实用内科学 [M]. 北京：人民卫生出版社，2009.

[8] 石汉平，李薇，齐玉梅. 营养筛查与评估 [M]. 北京：人民卫生出版社，2021.

[9] 国家卫生计生委疾病预防控制局. 中国居民营养与慢性病状况报告 (2015 年) [M]. 北京：人民卫生出版社，2016.

[10] 石汉平，赵青川，王昆华，等. 营养不良的三级诊断 [J]. 肿瘤代谢与营养电子杂志，2015, 2(2):31–36.

[11] 吴咸中，王鹏志. 腹部外科实践 [M]. 北京：人民卫生出版社，2017.

[12] 石汉平，许红霞，李苏宜，等. 营养不良的五阶梯治疗 [J]. 肿瘤代谢与营养电子杂志，2015, 2(1):29–33.

[13] 米元元，黄海燕，尚游，等. 中国危重症患者肠内营养治疗常见并发症预防管理专家共识 (2021 版)[J]. 中华危重病急救医学，2021, 33(8): 903–918.

[14] 李素云，邵小平，唐小丽，等. 肠外营养安全输注专家共识 [J]. 中华护理杂志，2022, 57(12): 1421–1426.

[15] 中华医学会外科学分会胰腺外科学组，中华医学会肠外肠内营养学

分会 . 胰腺外科围术期全程化营养管理中国专家共识 (2020 版)[J].
中华消化外科杂志 , 2020, 19(10): 1013–1029.

[16] 吴国豪 , 谈善军 . 胃肠外科病人围手术期全程营养管理中国专家共
识 (2021 版) [J]. 中国实用外科杂志 , 2021, 41(10): 1111–1125.

[17] 中华医学会肠外肠内营养学分会 . 中国成人患者肠外肠内营养临床
应用指南 (2023 版)[J]. 中华医学杂志 , 2023, 103(13): 946–974.

[18] GUYONNET S, ROLLAND Y. Screening for Malnutrition in Older
People[J]. Clin Geriatr Med, 2015, 31(3): 429–437.

[19] 毛拥军 , 吴剑卿 , 刘龚翔 , 等 . 老年人营养不良防控干预中国专家共
识 (2022)[J]. 中华老年医学杂志 , 2022, 41(7): 749–759.

[20] 李增宁 , 石汉平 . 临床营养操作规程 [M]. 北京 : 人民卫生出版社 ,
2016.

[21] 赵彬 , 老东辉 , 商永光 , 等 . 规范肠外营养液配制 [J]. 中华临床营养
杂志 , 2018, 26(3): 136–148.

[22] ROSZALI M A, ZAKARIA A N, MOHD TAHIR N A. Parenteral
nutrition-associated hyperglycemia: Prevalence, predictors and
management[J].Clin Nutr ESPEN, 2021, 41: 275–280.

[23] LOBO D N, GIANOTTI L, ADIAMAH A, et al. Perioperative nutrition:
Recommendations from the ESPEN expert group[J]. Clin Nutr, 2020,
39(11): 3211–3227.

[24] 邵子玮 , 魏丰贤 , 杜建 , 等 . 橄榄油脂肪乳用于手术及重症成人患
者肠外营养的 Meta 分析 [J]. 西南国防医药 , 2019, 29(9): 945–947.

[25] 丛明华 . 肠外营养安全性管理中国专家共识 [J]. 肿瘤代谢与营养电
子杂志 , 2021, 8(5): 495–502.

[26] 中华医学会肠外肠内营养学分会 , 中国医师协会外科医师分会临床
营养专家工作组 . 成人肠外营养脂肪乳注射液临床应用指南 (2023
版)[J]. 中华消化外科杂志 , 2023, 22(11): 1255–1271.

[27] 中华护理学会 . T/CNAS 19—2020 成人肠内营养支持的护理 [S]. 北
京 : 中华护理学会 , 2021.

[28] 窦祖林 . 吞咽障碍评估与治疗 [M]. 北京 : 人民卫生出版社 , 2017.

[29] 刘璐, 张娟, 张晓瑜, 等. 鼻饲患者误吸风险评估量表的编制及信效度检验 [J]. 中华护理杂志, 2022, 57(03): 337-342.

[30] 陈丽, 袁慧, 李菊芳, 等. 肠内营养相关并发症预防与管理最佳证据总结 [J]. 肠外与肠内营养, 2021, 28(2): 109-116.

[31] 景小凡, 柳园, 饶志勇, 等. 构建 "H2H" 营养管理模式——以肿瘤患者为例 [J]. 现代预防医学, 2016, 43(2): 243-245.

[32] MUELLER C, COMPHER C, ELLEN DM, et al. American Society for Parenteral and Enteral Nutrition (A.S.P.E.N.) Board of Directors. A.S.P.E.N. clinical guidelines: Nutrition screening, assessment, and intervention in adults[J]. JPEN J Parenter Enteral Nutr, 2011, 35(1): 16-24.

[33] 中华医学会肠外肠内营养学分会. 成人围手术期营养支持指南 [J]. 中华外科杂志, 2016, 54(9): 641-657.

[34] SCHUETZ P, FEHR R, BAECHLI V, et al. Individualised nutritional support in medical inpatients at nutritional risk: a randomised clinical trial[J]. Lancet, 2019, 393(10188): 2312-2321.

[35] QIU Y, YOU J, WANG K, et al. Effect of whole-course nutrition management on patients with esophageal cancer undergoing concurrent chemoradiotherapy: A randomized control trial[J] . Nutrition, 2020, 69: 110558.

[36] KONDRUP J, RASMUSSEN H H, HAMHERG O, el al. Nutritional risk screening (NRS 2002): a new method based on an analysis of controlled clinical trials [J]. Clin Nutr, 2003, 22(3): 321-336.

[37] MCCLAVE S A, TAYLOR B E, MARTINDALE RG, et al. Guidelines for the Provision and Assessment of Nutrition Support Therapy in the Adult Critically Ill Patient: Society of Critical Care Medicine (SCCM)and American Society for Parenteral and Enteral Nutrition (A.S.P.E.N.)[J]. JPEN J Parenter Enteral Nutr, 2016, 40(2): 159-211.

[38] 许静涌, 杨剑, 康维明. 营养风险及营养风险筛查工具营养风险筛查 2002 临床应用专家共识 (2018 版)[J]. 中华临床营养杂志, 2018,

26(3): 131–135.

[39] LOBO D N, GIANOTTI L, ADIAMAH A, et al. Perioperative nutrition: Recommendations from the ESPEN expert group [J]. Clin Nutr, 2020, 39(11): 3211–3227.

[40] CEDERHOLM T, BARAZZONI R, AUSTIN P, et al. ESPEN guidelines on definitions and terminology of clinical nutrition [J]. Clin Nutr, 2017, 36(1): 49–64.

[41] 中华医学会肠外肠内营养学分会 . 肿瘤患者营养支持指南 [J]. 中华外科杂志 , 2017, 55(11): 801–829.

第9章
中西医结合营养治疗中常见误区

1. 中医营养治疗就是吃中药吗？

中医营养治疗并不仅仅是吃中药，它是一种综合运用中医理论和营养学原理的治疗方法。中医营养治疗强调食物和药物的双重作用，通过合理搭配食物和中药，达到调节身体功能、预防疾病、促进康复的目的。在中医营养治疗中，医生会根据患者的体质、病情和饮食习惯等因素，制订个性化的饮食方案。同时，医生还会指导患者如何选择食物、烹饪方法和食用量等方面的问题，以保证饮食的安全性和有效性。

除了食物和中药外，中医营养治疗还包括一些非药物治疗方法，如针灸、推拿、气功等。这些治疗方法可以通过调整身体的能量流动和平衡阴阳五行等，促进身体的健康和康复。总之，中医营养治疗是一种综合性的治疗方法，它不仅包括中药的使用，还包括食物的选择、烹饪方法和非药物治疗等方面的内容。

2. 中医眼中的发物是什么？

"发物"虽然在中医学治病及养生保健中有着重要的地位与作用，但古今医家对其并无明确的定义及概念。从字面上讲，"发"包含发作、诱发、复发之意，在《神农本草经》《黄帝内经》等很多经典医书中均有论述。"药食同源"的理论是饮食禁忌的思想基础之一，中医学认为某些食物可以药用，利用其性味的偏颇来治疗疾病。食物与药物的理论基础相同，中医学以阴阳五行学说为理论基础，分析药食的性能，药食皆有四气、五味、归经、升降浮沉等属性。而这些食物本身所具有的特殊性味归经，即"食性"。若不懂食性，某些特殊体质的人或患者，如果过量或长期食用偏性大的食物，食性就会诱发宿疾，或加重已发疾病，或削弱药力，这是食物的"发性"，即民间常说的"发物"。

在中医的临床诊治过程中，大夫常常叮嘱患者治疗期间要"忌口"、要避免食用"发物"。中医的忌口主要包括治疗期间的饮食禁忌、食物与药物禁忌，以及婴儿、妊娠妇女、老年人、特殊体质人群的饮食、药物禁忌等，目前关于中医学的"忌口""发物"理念，大部分人只知其然而不知其所以然。

中医理论中的发物，临床讲有"六忌"，具体如下。

(1) 忌发热之物：指性味偏辛温，具有发散性质的食物，如葱、姜、韭菜、胡椒、辣椒、生姜、大蒜、青葱、芥末、酒类，以及羊肉、狗肉。实热、湿热或素体阴虚火旺等体质之人不宜食用这类发物；有大便秘结、尿少而黄、口干口渴、目赤、唇燥、咽喉红痛、舌红、苔光剥等症状不宜食用，热毒壅滞皮肤，发为疮疡痈肿等症见皮损红肿热痛者也不适合食用；此外服用清热类中药的患者也应禁食辛热类食物，以免影响药效、加重疾病等。

(2) 忌发风之物：如海鲜、鱼、虾、蟹、鸡蛋、香椿芽、鹅等，易使人生风、疾病扩散、加重皮肤病变（如荨麻疹、湿疹、丹毒、疮痛疔疖等）的食物。

(3) 忌湿热之物：影响脾的运化，助湿化热的食物，如饴糖、糯米、猪肉等。对于脾胃虚弱、痰湿体质等人群，湿热发物都不适宜多吃。患有湿热、黄疸、痢疾等疾病者应忌食等。

(4) 忌冷积之物：具有寒凉的特性，容易损伤人体阳气，导致脾胃、心肺、肝肾等脏腑阴寒加重而导致泄泻、冷痛、咳嗽、胸痹等病证的食物，如西瓜、柿子、冰糕、冬瓜、四季豆、莴笋、柿子等。

(5) 忌动血之物：能伤络动血的食物，如胡椒、辣椒、桂圆、羊肉、狗肉、白酒等。一般对于各种出血性疾病，如崩漏、带下、月经过多等病证的患者不适合食用。患疮疡痈疖者应忌食辛辣、鱼虾等物，否则邪气化火生毒，助热动血，扩散炎症，加剧疼痛而难以收口等。

(6) 忌动气之物：如豆类、薯类、油腻食品、油糕、荞面、莜面、芡实、莲子、芋头、红薯等，这类食物有滞涩阻气的作用，且不易消化，会导致气机阻滞不畅，产生胃胀、腹胀。特别是对于脾胃虚弱者，如患有溃疡病、慢性胃炎等病证，容易引起消化不良、腹胀、纳差等症状。

常言道，食物为养人之物，用之合于脏腑时则有宜，不当时则有损，由此可见服药期间忌口与治疗有密切关系。疾病除用药物治疗外，尚需在服药期间忌食与药性作用相反的食物，多使用与药性相协同的食物。综上所述，并不是说某物是"发物"就一定不能吃或一定会致病，要因时、因人、因地制宜地看待"发物"，充分遵循中医养生治病的整体观念和辨证论治的原则，并于实际应用时把握其灵活性。只有辨证地看问题，才能更准确地定义和利用"发物"，取得更好的养生治病的效果。

3. 补充营养会让肿瘤长得更快，这种说法对吗？

营养治疗已成为恶性肿瘤多学科综合治疗的重要组成部分。

营养治疗可改善肿瘤治疗疗效及预后，降低并发症的风险，同时可以帮助患者快速康复，从而减少医疗开支。营养不良可能会导致身体免疫力下降，从而使肿瘤生长更快。因此，针对营养不良的肿瘤患者及时进行营养补充，不但能改善患者的营养状况，而且还可以提高免疫功能，纠正器官功能不全，确保治疗的顺利完成。

一些研究表明，摄入高纤维、低脂肪、富含维生素和矿物质的食物可以降低患癌症的风险，并有助于治疗和预防某些类型的癌症。当然，在选择补充营养素时也需要注意适量原则。过量摄入某些营养素可能会对身体造成负面影响，甚至会增加患癌症的风险。因此，建议在医生或营养师的指导下进行合理的饮食调整或营养素补充。

4. 保健品可以替代营养治疗吗？

保健品和营养治疗是不同的概念。保健品是指一些补充营养素、调节身体功能的产品，如维生素、矿物质、蛋白质粉等。而营养治疗则是一种通过饮食调整或营养素补充来预防或治疗疾病的方法。保健品可以提供一些营养素，但它们并不能完全替代营养治疗。保健品虽然具有保健功能，但其营养成分有限（常常是几种维生素或矿物质的混合物），缺乏碳水化合物、蛋白质、脂类等主要营养元素，因此无法提供充足的能量供给机体以满足人体代谢。此外，每个人的身体状况和需要的营养素量也不同，因此需要根据个人情况制订适合自己的饮食计划或营养方案。

总之，保健品可以作为辅助手段来帮助人们获得足够的营养素，但不能替代营养治疗。如果有特殊的健康问题或饮食禁忌，建议在医生或营养师的指导下进行食用。

5. 吃肉不如喝汤，营养都在汤里对吗？

虽然肉汤中确实含有一些营养物质，如蛋白质、矿物质和维生素等，但是这些营养物质并不是全部在汤里。肉类本身也含有丰富的营养物质，如蛋白质、铁、锌等。汤里所含营养只占原料的 5%～10%，多为维生素、无机盐等，而大部分营养成分（尤其蛋白质）反倒都留在渣里。因此吃肉和喝汤都是有益的，可以提供身体所需的营养。

需要注意的是，肉类的烹饪方式也会影响其营养价值，过度加热或加工可能会破坏其中的营养成分。同时，肉汤中也含有一些脂肪和胆固醇等不利于健康的成分，摄入汤里大量的嘌呤、盐都是在给肾脏增加负担，严重情况甚至会诱发肾功能衰竭。因此，在食用时需要适量控制，注意要适度，不能天天喝、顿顿喝。尤其是对于高尿酸、痛风的患者来说，要尽量少喝肉汤。

6. 加速康复外科提倡肠内营养，肠外营养没有用武之地吗？

加速康复外科（enhanced recovery after surgery，ERAS）是一种通过多学科协作，采用一系列有循证医学证据的围术期管理措施，以减少术后并发症、缩短住院时间和促进患者快速康复的治疗模式。其中肠内营养是 ERAS 的重要组成部分之一。

肠内营养是指将营养物质直接输送到肠道中，以满足机体的营养需求。相比于肠外营养，肠内营养具有以下优点：①促进肠道功能恢复。肠内营养可以刺激肠道蠕动和分泌，促进肠道功能的恢复。②降低感染风险。肠内营养可以减少细菌在肠道内的繁殖，降低感染的风险。③保护肠道屏障功能。肠内营养可以维持肠道屏障功能的完整性，减少肠道通透性增加的风险。④方便实施。肠内营养可以通过口服或胃管等方式实施，操作简单方便。因此在ERAS执行过程中，肠内营养被广泛应用。

但是对于某些特殊情况，如消化道功能障碍、严重胃肠道出血等，肠外营养也可以发挥重要的作用。肠外营养的优点有：①可调节补液配方，纠正体液丢失及电解质紊乱；②避免可能出现的肠内营养并发症；③为消化道功能障碍的患者提供营养途径；④肠外营养起效快，能够在短时间内纠正营养不良状态。因此，在临床实践中，应根据患者的具体情况选择合适的营养支持方式。

7. 肿瘤患者一日三餐，营养够吗？

营养不良会直接影响肿瘤患者的治疗效果、延迟放化疗时间、增加并发症的发生率、降低生存质量，甚至影响疾病预后。因此肿瘤患者的营养状况备受关注，通常来说肿瘤患者一日三餐的摄入量并不能满足日常的能量需求。首先是因为每餐的摄入量减少。因为肿瘤患者无论在手术前后，还是在放化疗期间都会出现严重的消化道症状，如纳差、恶心、呕吐、腹痛、腹胀、呕血、便血等。这些不适症状会大大影响肿瘤患者的食物摄入，导致其摄入量明显减少，所以按照普通一日三餐的饮食习惯很难满足肿瘤患者每日需要的能量。其次是肿瘤患者不适合摄入普通饮食。肿瘤患者往往对普通饮食很难接受，经常会出现消化不良、腹胀等不适症状。一般建议肿瘤患者以半流质饮食或者软食为主，少量多次进食。

通常建议肿瘤患者的饮食应该以高蛋白、高热量、易消化的食物为主，同时注意补充维生素、矿物质等营养素。包括：①高蛋白食物，如鸡肉、鱼肉、豆腐、鸡蛋等；②高热量食物，如坚果、花生酱、牛油果等；③易消化食物，如米粥、面条、煮熟的蔬菜等；④富含维生素和矿物质的食物，如水果、蔬菜、全谷类食品等。

此外，肿瘤患者在进食时也需要注意以下几点：①避免食用过多油腻、辛辣、刺激性食物；②避免食用过热或过冷的食物；③避免过度饮酒或吸烟；④注意饮食卫生，避免食物污染。总之，建议肿瘤患者在医生或营养师的指导下进行饮食调整和营养补充，少食多餐。

8. 肿瘤患者术后体重增加是好事情吗？

如果手术后患者的身体状况良好，没有出现营养不良等情况，那么体重缓慢增加可能代表患者正在逐渐康复。此时适量增加营养摄入有助于促进身体的恢复和免疫力的提高。但是如果手术后患者出现了消化系统、泌尿系统、心血管系统等并发症（例如大量腹水、肾功能不全、水钠潴留等），也会出现体重增加的情况。此时，需要及时调整饮食结构和营养摄入量，并对不同系统疾病进行及时干预，从而保证各个器官功能的正常。

因此，对于肿瘤患者术后体重增加的问题，应该根据不同患者的具体情况进行评估和处理，避免盲目增加营养摄入或忽视身体其他疾病的发生。同时，建议患者在医生的指导下进行饮食调整和营养补充，以促进身体的康复和健康。

9. 中医学谈到的寒性食物都不能吃吗？

中医学认为，食物有寒热温凉之分，不同性质的食物对人体的影响也不同。其中，寒性食物指的是具有清热解毒、降火降温等作用的食物，如西瓜、柚子、苦瓜、荸荠等。适量食用这些食物有益健康，但如果过量或不适宜的人群食用可能会产生不良反应。

例如，对于体质虚寒、脾胃虚弱的人来说，过多食用寒性食物可能会导致腹泻、腹痛等不适症状；而对于体质偏热、内火旺盛的人来说，适量食用寒性食物则可以起到清热解毒的作用。

因此，并不是所有寒性食物都不能吃，而是要根据个人体质和具体情况来选择合适的食物。同时应注意饮食搭配，避免过度偏食某种性质的食物，以保持身体的平衡和健康。

10. 肠外营养一定优于肠内营养吗？

肠外营养和肠内营养各有优缺点。肠外营养是指将营养液通过静脉输注到体内，绕过胃肠道直接进入血液循环系统，适用于胃肠道功能障碍、消化道手术后、严重腹泻等情况下的营养支持。肠外营养可以提供充足的能量和蛋白质，满足机体的营养需求，但也存在一些潜在的风险，如感染、血栓形成等。肠内营养是指通过口腔或鼻饲管等方式将营养液送入胃肠道，让机体自行吸收利用，适用于胃肠道功能正常但需要增加营养摄入的情况，如慢性消耗性疾病、手术后康复等。肠内营养可以促进肠道蠕动和黏膜屏障功能的恢复，减少感染的发生率，但也存在一些限制，如无法提供高浓度的营养液，可能引起胃肠道不适等。

因此，在选择营养支持方式时，应根据患者的具体情况进行综合评估和决策。对于胃肠道功能正常的患者，肠内营养是首选；而对于胃肠道功能障碍或手术后的患者，肠外营养可能是必要的选择。

11. 中西医结合营养治疗可以抗衰老吗？

经过专业的中西医结合营养治疗可以对延缓衰老起到一定的作用。中医学认为，衰老是由人体阴阳失衡、气血不足、脏腑功能减退等因素引起的。因此，通过调整饮食结构和食物搭配，以及采用适当的方法进行调理身体，可以达到抗衰老的效果。西医研究认为，衰老是机体的细胞、组织和器官在结构和功能上逐渐出现的不可逆转的全面退行性改变。衰老研究的国际同行总结了衰老的 12 个特征：基因组不稳定、端粒损耗、表观遗传改变、蛋白质稳态丧失、大自噬失能、营养感应失调、线粒体功能障碍、细胞衰老、干细胞耗竭、细胞间通讯改变、慢性炎症和生态失调。因此，通过一些科学的方法，可以一定程度上延缓衰老的过程。

综合来看，中西医结合营养治疗可以通过多种途径来抗衰老，包括调节身体功能、增强免疫力、促进新陈代谢等。但需要注意的是，抗衰老是一个长期的过程，需要坚持合理的饮食习惯和生活方式，才能取得良好的效果。

12. 西医营养治疗等同于中医食疗吗？

西医营养治疗和中医食疗是两种不同的治疗方法，虽然它们都涉及饮食和营养方面，但其理论和实践方法有所不同。西医营养治疗注重通过合理的饮食和营养补充来维持身体健康，预防和治疗疾病。它基于现代医学的科学理论和研究，强调食物中的营养成分对人体的影响，以及不同人群对营养的需求和限制。西医营养治疗通常会根据患者的具体情况制订个性化的饮食计划，包括摄入足够的蛋白质、碳水化合物、脂肪、维生素和矿物质等。中医食疗则是一种传统的中医治疗方法，它认为食物具有药性，可以通过调整饮食来调节人体的阴阳平衡，达到治疗疾病的目的。中医食疗注重食物的性味归经，以及不同食物对人体的影响，通常会根据患者的体质、病情和季节等因素来制订个性化的饮食方案。

虽然西医营养治疗和中医食疗在理论和实践方法上有所不同，但它们都有其独特的优势和适用范围。在实际应用中，可以根据具体情况选择合适的治疗方法或两者结合使用，以达到更好的治疗效果。

13. 营养治疗就是吃蛋白粉吗？

营养治疗不仅仅是吃蛋白粉，它是一种通过合理的饮食和营养补充来维持身体健康的治疗方法。蛋白质是人体必需的营养素之一，但并不是只有蛋白粉才能提供足够的蛋白质。在营养治疗中，医生或营养师会根据患者的具体情况制订个性化的饮食计划，包括摄入足够的蛋白质、碳水化合物、脂肪、维生素和矿物质等。对于需要增加蛋白质摄入的患者，可以通过食物来获得，如肉类、鱼类、禽类、豆类、坚果等。如果患者无法通过正常饮食获得足够的蛋白质，可以考虑使用蛋白粉或其他营养补充剂。

需要强调的是，蛋白粉并不是万能的，过量摄入可能会对肾脏造成负担。因此，在使用蛋白粉或其他营养补充剂之前，应该咨询专业医生或营养师的建议，并按照其指导进行使用。

14. 输注白蛋白是营养治疗吗？

人血白蛋白是人体血浆中的一种正常组分，为机体血浆内占比最高的蛋白质，在机体血浆总蛋白中占比为50%～60%。人血白蛋白是通过健康人体的静脉血浆提取，应用低温乙醇蛋白分离法或批准的其他分离法进行分离纯化，并经灭菌等步骤制成的一种血液制品。适应证：①用于各种原因引起的低蛋白血症，如肝病、肾病、营养不良等；②用于各种原因引起的休克和失血性休克，如创伤、手术后、感染等；③用于肝硬化、肝炎等肝脏疾病；④用于各种原因引起的烧伤和创伤后的蛋白质丢失和代谢紊乱。因此，输注白蛋白并不能替代正常的饮食摄入，也不能作为长期的营养治疗手段。

15. 长期喝白粥能养胃吗？

长期喝白粥可能对胃部健康有一定的好处，但也需要注意适量或搭配其他食物一起食用。白粥是一种易于消化的食物，对于胃肠道功能较弱或消化不良的人来说，适量饮用白粥可以缓解胃肠部不适的症状，有助于保护胃黏膜。此外，白粥中富含的淀粉质可以为身体提供能量，有助于维持身体正常的代谢活动。但是，长期只喝白粥可能会导致营养不均衡。因为白粥中缺乏蛋白质、脂肪、维生素和矿物质等营养素，如果长期只依靠白粥作为主要食物来源，容易导致营养不良和免疫力下降等问题。因此，建议在饮食中适当搭配其他食物，如蔬菜、水果、肉类、豆类等，以保证身体获得足够的营养。同时，也要注意控制白粥的摄入量和频率，要饮食均衡，避免过度依赖。

16. 喝热水可以暖胃吗？

从中医学的角度来看，喝热水确实可以暖胃。中医学认为，人体的脾胃是消化吸收的重要器官，而脾胃的功能与人体的阳气密切相关。如果身体阳气不足，就容易出现脾胃虚寒的症状，如食欲缺乏、腹泻、腹痛等，此时适当饮用温热的水可以帮助补充体内的阳气，促进脾胃功能的恢复和调节。此外，中医学还强调饮食调理的重要性。在日常饮食中，适当饮用温水或热水可以帮助保持胃肠道的湿润状态，促进食物的消化和吸收，同时还可以刺激胃肠道的蠕动、促进排便，有助于预防便秘等问题的发生。但需要注意的是，过量饮用热水也可能会对身体造成负面影响，如烫伤口腔和食管黏膜等。

17. 长期吃素会越来越健康吗？

长期吃素可以带来许多健康益处，如①降低患慢性疾病的风险：研究表明，长期吃素可以降低患心脏病、中风、高血压、糖尿病等慢性疾病的风险；②改善消化系统健康：素食通常含有更多的膳食纤维和水分，有助于促进肠道蠕动，预防便秘和其他消化问题；③增强免疫力：素食中含有丰富的维生素 C、E、A 等抗氧化剂，可以帮助身体抵御自由基的损害，增强免疫力；④控制体重：素食通常比非素食低热量、高纤维，有助于控制体重和腰围。虽然，长期吃素可以带来许多健康益处，但也需要注意膳食的均衡和多样性。同时，长期吃素也可能存在一些潜在的问题，例如缺乏某些营养素（如维生素 B_{12}、钙、铁等）、蛋白质摄入不足等。因此，如果您计划长期吃素，请咨询医生或营养师的建议，以确保您的膳食均衡和多样化。

18. 饭前大量喝水会帮助食物消化吗？

饭前少量喝水不仅可以促进食欲，帮助食物的消化和吸收，还可以润滑食管，保护胃肠道。但饭前大量喝水，会冲淡胃液，从而稀释胃酸，减弱消化功能，而且会导致胃的空间被水占据，使进餐的容量减少，对于营养不良的人来说，长期在饭前大量喝水可能会加重营养不良的情况。因此不推荐饭前大量喝水。

19. 中药都要趁热喝吗？

中药，作为中国传统医学的重要组成部分，其独特的药效和治疗方式一直受到人们的关注和信赖。然而，中药的饮用温度却是一个经常被忽视的问题。

首先，我们需要了解的是，虽然不同的温度可能会影响药物的溶解度和吸收速度，从而间接影响药效，但是中药的药效主要取决于药物的性质、配伍、剂量等因素，而不是由单纯的药物温度决定的。其次，我们需要考虑的是，中药的饮用温度与人体健康的关系。过热的中药可能会烫伤口腔和食管，对身体健康造成伤害，而过冷的中药则可能会刺激胃肠道，引起不适。因此，我们在饮用中药时需要选择一个适宜的温度。

20. 洗肠可以排毒养颜是真的吗？

在现代社会，人们越来越注重健康和美丽，为了追求更好的生活品质，许多人开始尝试各种方法来保持身体健康和容颜焕发。其中，洗肠作为一种排毒养颜的方法，受到了很多人的关注。

洗肠，顾名思义，就是清洗肠道，其原理是将一定量的液体，如生理盐水、果汁等灌入肠道，然后通过排便的方式将肠道内的毒素排出体外。这种方法的支持者认为，肠道是人体的主要排毒器官，肠道内的毒素会随着血液循环进入全身，导致各种疾病和衰老现象。因此，定期进行洗肠可以帮助清除肠道内的毒素，达到排毒养颜的目的。

虽然洗肠的方法听起来很有道理，但是从科学的角度来看，这种方法并没有明确的依据来证明其有效性。首先，肠道内的毒素主要是通过肝脏和肾脏进行排泄的，而不是直接通过肠道排出体外；其次，即使肠道内确实存在一些毒素，但这些毒素在正常情况下并不会对人体造成太大的危害；最后，肠道内的菌群对人体的健康有着重要的影响，过度清洗肠道可能会破坏肠道菌群的平衡，反而对健康造成不良影响。

除了缺乏科学依据之外，洗肠还存在一定的风险。首先，洗肠过程中使用的液体可能含有细菌或病毒，如果操作不当，可能会导致感染；其次，洗肠过程中可能会对肠道造成一定的刺激，导致肠道炎症或出血；最后，长期进行洗肠可能会导致肠道功能紊乱，影响正常的消化和吸收功能。

因此，洗肠并不是一个有效的排毒养颜方法，在没有明确的科学依据来证明其有效性的同时，这种方法可能会带来一定的风险。因此，建议大家在追求排毒养颜的过程中，还是要以科学的方法和健康良好的生活习惯为主，只有这样，才能真正达到排毒养颜的目的，拥有一个健康美丽的身体。

21. 只有老年人才需要中医营养治疗吗？

随着人们生活水平的提高，越来越多的人开始关注自己的健康状况。许多人认为，中医营养治疗只适合老年人，因为老年人的身体功能逐渐衰退，需要更多的营养来维持生命活动。但事实上，中医营养治疗不仅适用于老年人，还适用于各个年龄段的人群。

中医营养治疗是一种以中医理论为基础，结合现代营养学知识，通过调整饮食结构、合理搭配食物、运用食疗等方法，达到预防和治疗疾病的目的。中医营养治疗的核心理念是"阴阳平衡"，即通过调整人体的阴阳平衡，达到身体健康的目的。

此外，中医营养治疗不仅关注疾病的治疗，还关注人的整体健康。通过调整饮食结构、合理搭配食物、运用食疗等方法，可以达到预防疾病、延缓衰老、提高生活质量的目的。

因此，无论是儿童、青少年、成年人还是老年人，都可以通过中医营养治疗来保持身体健康，预防和治疗疾病。我们应该摒弃"只有老年人才需要中医营养治疗"的错误观念，积极推广和普及中医营养治疗的知识，让更多的人受益。在这个快节奏的现代社会中，我们都应该重视自己的身体健康，而中医营养治疗为我们提供了一个全面、安全、有效的健康管理方法。让我们一起关注自己的健康，从中医营养治疗开始，迈向更美好的生活。

22. 越昂贵的中药材营养效果越好吗？

在中国传统医学中，中药材是治疗疾病的重要手段。中药材的价格不等同于其营养价值，它受到多种因素的影响，包括产地、采收季节、加工工艺等。而中药材的营养价值则主要取决于其所含的有效成分，如生物碱、皂苷、多糖等，这些有效成分的含量和比例，决定了中药材的药效。因此，从理论上讲，一种中药材的价格并不能直接反映其营养价值。有些价格昂贵的中药材，其有效成分含量并不一定高于价格较低的中药材，反之，有些价格较低的中药材，其有效成分含量可能远高于价格昂贵的中药材。另外，中药的药效并非取决于价格，它取决于有效成分的含量、种类和比例，以及药物的配伍和使用方式。例如，有些价格低廉的中药材，虽然其有效成分含量不高，但如果其有效成分

种类和比例适合治疗某种疾病，或者与其他药材配伍使用，可能
会产生出比价格昂贵的中药材更好的药效。

在选择中药材时，一方面，我们应该遵循专业中医师的诊
治，根据自己的病情和体质，选择适合自己的中药材。不同的
中药材，其有效成分和药效都不同，因此，我们不能仅仅根据
价格来选择中药材。另一方面，我们应该选择正规的销售渠道
购买中药材，保证中药材的质量，避免购买到假冒伪劣的中药
材。此外，我们还应该学会如何正确使用中药材，包括正确的
煎煮方法、用药剂量等知识。总的来说，越昂贵的中药材营养
效果越好的观点并不正确，只有最适合自己的药材才是最好的
药材。

23. 中医药没有副作用，可以长期服用对吗？

中医药的长期服用，是指患者在医生的建议下长期使用某种
中药，以达到治疗疾病或调理身体的目的。中医药的长期服用，
需要根据患者的具体情况，如病情、体质、年龄等因素，进行个
体化的治疗方案。一般来说，对于慢性病或者需要长期调理的疾
病，中医药的长期服用是有必要的。然而，中医药的长期服用并
非没有风险。首先，长期服用同一种药物可能会导致药物的耐受
性增强，从而降低药物的疗效；其次，长期服用的某些中药可能
会对肝脏、肾脏等器官产生一定的负担。因此，中医药的长期服
用需要在专业中医师的指导和监控下进行。

24. 每个人都用同一个食疗方可以吗？

现代社会，人们越来越重视健康问题，食疗作为一种自然、
安全、有效的医疗保健方法受到了广泛关注，而人与人之间个体

存在差异，食疗方案也应该因人而异。中医学认为，人的体质分为平和质、气虚质、阳虚质、阴虚质、痰湿质、湿热质、血瘀质、气郁质、特禀质九种类型。每种体质的人对食物的需求和反应都有所不同，例如，气虚质的人应该多吃补气的食物，如黄豆、白扁豆、鸡肉等；而湿热质的人则应该多吃清热利湿的食物，如绿豆、冬瓜、苦瓜等。因此，个性化食疗方十分重要。个体化的食疗方可以提高食疗效果、避免食物过敏和不良反应、促进身心健康。

总之，每个人都不能用同一个食疗方。因为人们的体质、年龄、性别和疾病状况都有不同，所以需要进行个性化的食疗。

25. 早起一杯淡盐水有助于健康吗？

在许多传统的养生观念中，早起一杯淡盐水是一种健康的生活习惯，可以帮助清洁肠胃、排毒养颜、提高新陈代谢，甚至有助于预防高血压等疾病。淡盐水的主要成分是水和盐，水是人体生命活动不可或缺的元素，而盐则是人体必需的微量元素之一。在正常情况下，人体通过饮食摄取足够的盐分，以满足生理需要。然而，过量的盐分摄入可能会对健康产生不良影响，如导致高血压、心脏病等。那么，早起一杯淡盐水是否有益健康，是否科学呢？

盐在人体内的主要功能包括维持体液平衡、神经传导、肌肉收缩、调节血压等。当人体缺水时，肾脏会减少尿液中的盐分排泄，以保持体液平衡；反之，当人体水分充足时，肾脏会增加尿液中的盐分排泄，以防止水肿。目前并没有足够的科学依据支持早起一杯淡盐水有助于清洁肠胃。事实上，过量的盐分摄入可能会对肠胃产生刺激，导致腹泻、腹痛等症状。因此，早晨空腹饮用淡盐水并不是一个理想的选择，原因如下。①淡盐水被认为具有排毒养颜的效果，主要是因为盐具有吸附作用，但是这种观点并不科学，过量的盐分摄入可能会对皮肤产生负面影响，如干燥、皱纹等；②淡盐水中的盐分并不能有效地提高新陈代谢，过量的盐分摄入可能会对心血管系统产生负面影响，导致高血压、心脏病等疾病；③过量的盐分摄入可能会导致血压升高。

因此，早起一杯淡盐水并没有明确的健康效果，虽然适量的盐分摄入对于维持正常生理功能是必要的，但过量的盐分摄入可能会对健康产生不良影响。我们建议大家在日常生活中适量控制盐分摄入，同时保持良好的生活习惯和饮食结构。

26. 吃什么补什么是真的吗？

孩子脚崴了，父母会给炖猪蹄；骨折了，我们会被告知应该喝骨头汤；要考试了，家长们会给孩子买核桃仁；贫血的时候，猪血鸡血挨个儿上……"吃什么补什么"，也就是"以形补形"是广大劳动人民千百年来总结的食疗办法。吃什么补什么是真的吗？

朴素的类比思维"以形补形"简单说就是食用外观上与人体某器官相似的食物，依据食物形状的特征做形象的滋补，最典型的例子就是"以脏补脏"。从生物学上说，人与动物均依赖于天地间大自然提供的各种物质而生存，在长期发展演变过程中，人与动物的脏器不仅存在着外部形态、解剖位置的"形似"，而且存在着细胞构造、生化特征和生理功能等方面的"质似"。之所以自然生成这样的形，是因为有相同或相近的能量在作用，以气化形。

中医学认为人体与动物的五脏六腑、四肢百骸有相同相通之处，因而可以利用动物脏器来弥补人体脏器功能或物质方面的虚损，即所谓同气相求、同声相应，食之有以盈补缺的效果。这里的"补"不仅是补益的意思，还包括通过动物内脏所含的物质，调控人体有关脏器的生理功能和病理状态，从而达到防治疾病的目的。

"以形补形"这种由古代朴素的类比思维派生出的滋养方法历史悠久，来源于中医治疗学中的食疗法。早在商朝的《汤神论》中就有食疗法的记载；在周代就已设"食医"，专门从事食疗治病；《内经》中提到"五畜为益，虚则补之，药以祛之，食以随之"；汉代著名医家张仲景在《伤寒杂病论》中应用鸡肝、牛肚、猪苓、猪胆汁等动物脏器治疗疾病；唐代孙思邈最早提出了"以脏治脏"和"以脏补脏"的学术观点，并在《千金要方》和《千金翼方》中记载用动物脏器防治疾病颇有发挥；明代李时珍在《本草纲目》中对"以脏补脏"的理论进行了精辟的论述，他指出"以胃治胃，以心归心，以血导血，以骨入骨，以髓补髓，以皮治皮"。"以形补形""以脏补脏"的治疗方法在长期的临床实践中被广泛应用。

现代科学研究还发现，在多种动物脏器中提取的细胞成分可以治疗人体相应内脏的病变，如猪心中提取的细胞色素 C 可以治疗心力衰竭，从动物胰腺提取的胰岛素可治疗糖尿病，鹅胆中提取的鹅去氧胆酸可以治疗胆石症，猪胃中提取的胃泌素可以治疗萎缩性胃炎，牛眼提取物 ETO 治疗眼疾等。

在中医临床用药上，有很多药是用来"以形补形"的。例如藤类的药物，如雷公藤、络石藤等，这些药物形似经络，所以都有通经活络的作用；虫类药物如蚕、皮皮虾，擅长在地下钻洞，有疏通经络止痛的功效；黑豆像肾，所以能用来补肾；核桃像脑，可以补脑等。中医学认为，动物脏器气味醇厚，为"血肉有情之品"，较草本药物更易被人体吸收，因而能迅速起效，尤其在调养、补益方面的效果远胜于草木金石。"以形补形"与"吃啥补啥"应科学对待，需要有临床应用基础或现代科学研究依据，要正确地理解和认识，不能一概而论，机械地对应，更不能滥用。

在《黄帝内经·素问》中将一切疾病与一切可食之物，皆分为"金木水火土"五大类，同类者可"补"，反类者可"削"，这才是"吃什么补什么"的本义。吃什么补什么要"辨证"看，不仅要根据每个人的体质、年龄、性别、身体有无慢性病等差异来选择不同的食疗，而且还要注意季节、地区差异等因素。但一定要注意，食疗只是"补"而已，真正治其病，还需对症医治。

参考文献

[1] 孙洁，王宇宁，罗珊珊，等. 实时监测衰老报告小鼠模型的研究进展 [J]. 生理学报, 2023, 75(6): 836-846.

[2] LOPEZ-OTIN C, BLASCO M A, PARTRIDGE L, et al. Hallmarks of aging: An expanding universe[J]. Cell, 2023, 186(2): 243-278.

[3] 吴晓婷，潘鸿贞. 医院人血白蛋白的用药合理性分析 [J]. 临床合理用药, 2023, 16(24): 147-149,153.

[4] 王琦. 九种体质使用手册 [M]. 北京：中国中医药出版社, 2012.

[5] 王国玮. 吃什么补什么要"辨证"看 [J]. 保健医苑, 2019(2): 24-25.

[6] 李霁敏. 以形补形等于吃啥补啥?[J]. 中国药店, 2014(12): 80-81.

第 10 章
中西医结合营养治疗 MDT 团队的建设

1. 什么是中西医结合营养治疗 MDT 团队？

多学科诊疗团队（MDT），即由多学科专家针对某一种或某一系统疾病的病例进行分析讨论，在综合各个学科意见的基础上为患者制订出规范化、个体化诊疗方案的一种模式。同传统专家会诊模式相比，MDT 诊疗模式需要多个科室同时参与疾病的诊疗与讨论，旨在为病情复杂的疑难患者制订包括放疗、化疗、癌痛、姑息、中医、营养、心理等综合治疗的方法。这种多学科综合治疗的模式是以患者为中心，能够实现规范化、个体化治疗的特点。近年来营养治疗的重要性备受关注，中西医结合营养治疗 MDT 团队在规范的西医营养治疗基础上，加入中医理论指导下的饮食调护、食物选择、饮食养生、中医食疗、膳食治疗等方法，丰富和完善了营养治疗的策略，因此能更好地为肿瘤患者服务。

2. 中西医结合营养治疗 MDT 团队由哪些科室组成？

中西医结合营养治疗 MDT 团队通常包括外科、肿瘤科、营养科、中医科、介入科、放疗科、影像科、病理科、心理科及护理团队等成员。MDT 团队根据患者的病种、临床分期、既往病史和营养状态，讨论并制订出适合患者的规范化、个体化的营养治疗方案。通过这种多学科专家组协作诊疗模式，实现了以患者为中心、以多学科专家组为依托的有机结合，保障患者获得规范化、个体化的营养诊疗方案和最大获益。

3. 中西医结合营养治疗 MDT 团队成员的职责有哪些?

中西医结合营养治疗 MDT 团队通常包括外科、肿瘤科、营养科、中医科、介入科、放疗科、影像科、病理科、心理科及护理团队等成员，这些团队成员在疑难病例的诊疗中各司其职，都发挥着重要作用。

(1) 影像科医生：区分病变与周围脏器的关系，明确疾病的分型和分期，推荐影像学检查种类，告知患者及家属不同影像学检查的优缺点。

(2) 病理科：明确病变的性质，推荐病理检查种类，分析分子病理结果，评估肿瘤进展，判断手术切缘和肿瘤分期。

(3) 外科医生：知晓疾病的分型和分期，明确病变与周围脏器的毗邻关系，判断合适的手术时机，选择合适的手术方式，告知患者及家属围术期的准备工作。

(4) 肿瘤科医生：评估肿瘤进展，判断新辅助治疗和转化治疗的必要性，制订新辅助治疗和转化治疗的方案，告知患者及家属放疗、化疗、靶向治疗、免疫治疗的费用和优缺点。

(5) 营养科医生：对患者进行动态营养筛查和评估，制订个体化的营养治疗方案，选择合适的营养治疗途径，告知患者及家属营养治疗的不良反应和注意事项。

(6) 中医科医生：四诊合参，为患者提供个体化中医指导方案，包括中药汤剂、中药外用、中医饮食指导、中医饮食宜忌、中医饮食节制、针灸、推拿等。

(7) 心理科医生：评估患者心理状态，选择心理治疗药物，给予患者及家属心理干预和疏导。

(8) 护理团队：完成入院综合评估，协助患者做好围术期准备，执行营养治疗方案，正确护理各类导管，定期后续随访。

4. 医院如何搭建中西医结合营养治疗 MDT 团队？

医院可以为中西医结合营养治疗搭建信息化体系框架，实现分级管理体系和相关评估流程的电子化，利用信息化手段对其进行管理（图 10）。护理人员和营养师在 24h 内对患者进行营养筛查和评估（NRS2002 和 PG-SGA），有利于及时发现营养不良患者。对于病情复杂的营养不良患者，通过多学科会诊制订干预方案并做出进一步治疗。这种早发现、早干预、医护协作、多学科合作的模式，可以有效改善营养不良患者的预后。

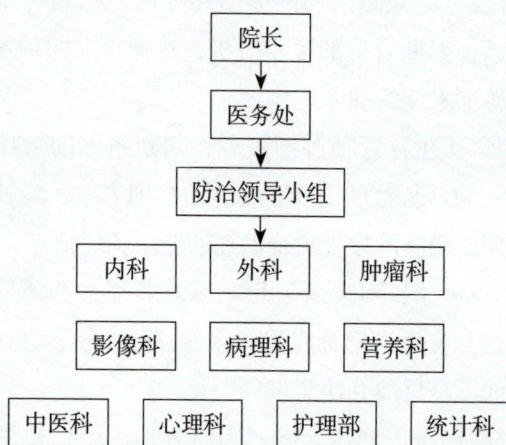

▲ 图 10　搭建中西医结合营养治疗信息化体系

参考文献

[1] 刘剑英，杨元平，易龙，等．中西医结合营养学 [M]．北京：科学技术文献出版社，2013．

[2] 周俭．中医营养学 [M]．北京：中国中医药出版社，2023．

[3] 吴国豪．临床营养治疗理论与实践 [M]．上海：上海科学技术出版社，2015．

[4] 彭南海，黄迎春．肠外与肠内营养护理学 [M]．南京：东南大学出版社，2016．

[5] 聂宏，李艳玲．医学营养学 [M]．北京：中国中医药出版社，2021．

[6] 石汉平，凌文华，李增宁．临床营养学 [M]．北京：人民卫生出版社，2022．

[7] 张玉．营养支持临床药师技能与实践 [M]．北京：人民卫生出版社，2022．

读书笔记

读书笔记

读书笔记